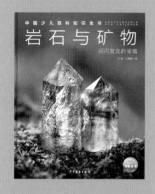

岩石与矿物
闪闪发光的宝藏

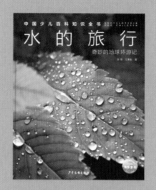

水的旅行
奇妙的地球环游记

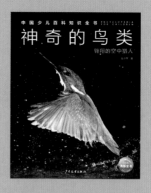

神奇的鸟类
翱翔的空中猎人

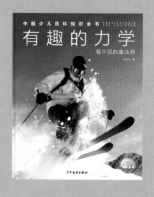

有趣的力学
看不见的魔法师

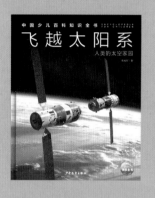

飞越太阳系
人类的太空家园

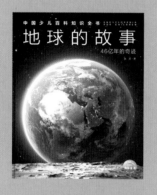

地球的故事
46亿年的奇迹

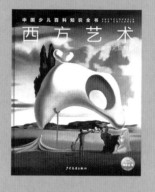

西方艺术

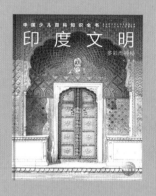

印度文明
多彩而神秘

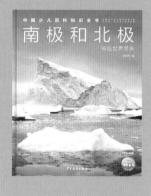

南极和北极
前往世界尽头

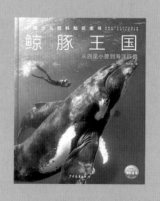

鲸豚王国
从四足小兽到海洋巨兽

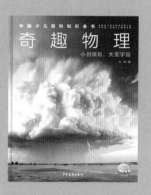

奇趣物理
小到微粒，大至宇宙

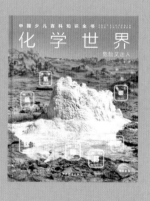

化学世界
危险又迷人

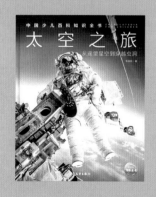

太空之旅
从遥望星空到穿越虫洞

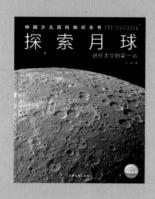

探索月球
进驻太空的第一站

中国少儿百科知识全书 精装典藏本
ENCYCLOPEDIA FOR CHILDREN

精彩内容持续更新，敬请期待

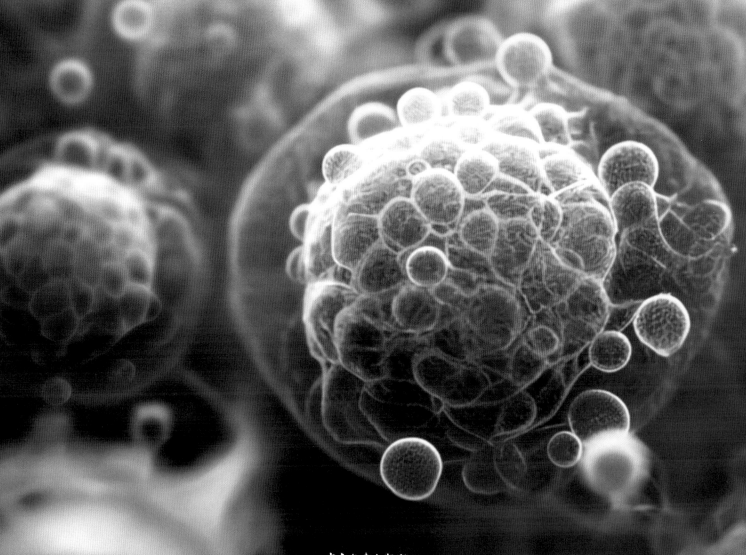

ENCYCLOPEDIA FOR CHILDREN

中国少儿百科知识全书

医学史话

寻找治愈良方的荆棘之旅

姜 姗　张大庆／著

少年儿童出版社

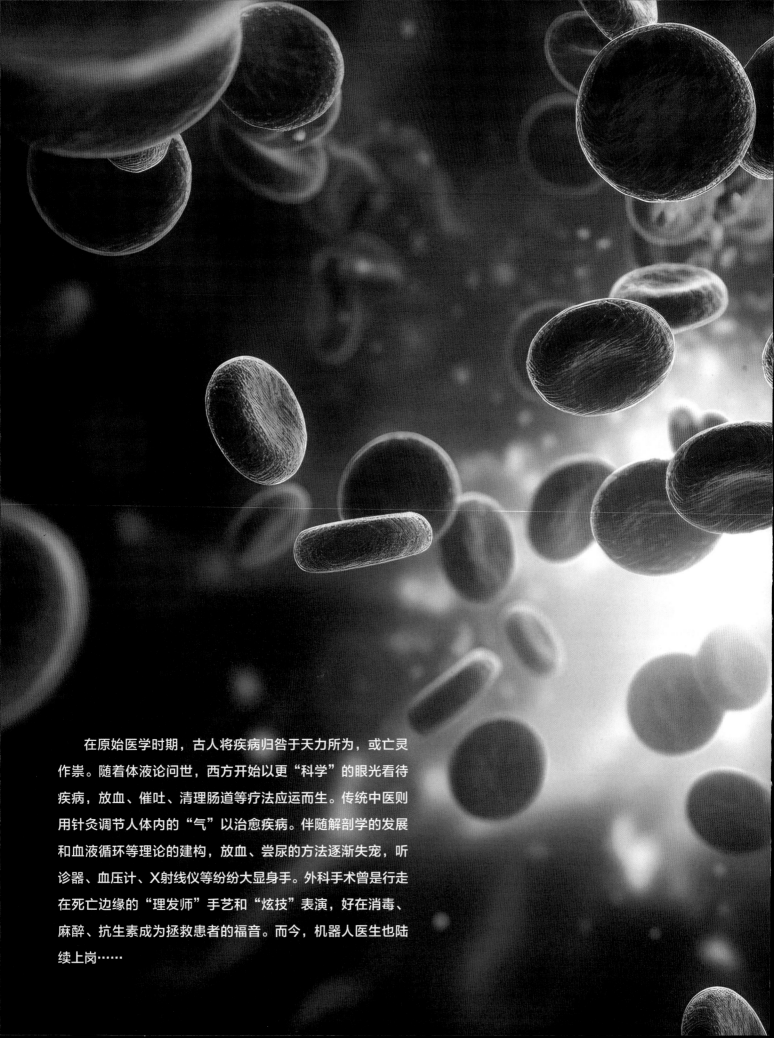

在原始医学时期，古人将疾病归咎于天力所为，或亡灵作祟。随着体液论问世，西方开始以更"科学"的眼光看待疾病，放血、催吐、清理肠道等疗法应运而生。传统中医则用针灸调节人体内的"气"以治愈疾病。伴随解剖学的发展和血液循环等理论的建构，放血、尝尿的方法逐渐失宠，听诊器、血压计、X射线仪等纷纷大显身手。外科手术曾是行走在死亡边缘的"理发师"手艺和"炫技"表演，好在消毒、麻醉、抗生素成为拯救患者的福音。而今，机器人医生也陆续上岗……

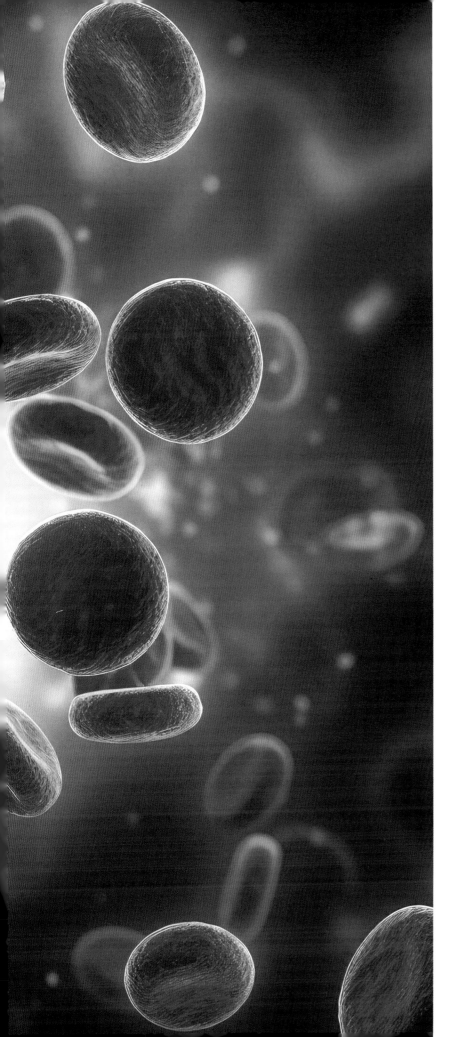

中国少儿百科知识全书
ENCYCLOPEDIA FOR CHILDREN

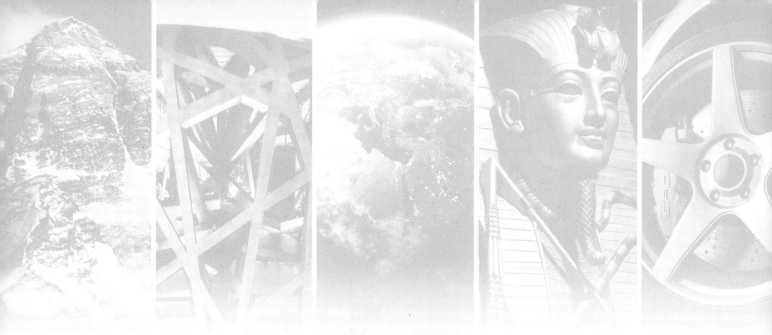

总　序

科技是第一生产力，人才是第一资源，创新是第一动力，这三个"第一"至关重要，但第一中的第一是人才。千秋基业，人才为先，没有人才，科技和创新皆无从谈起。不过，人才的培养并非一日之功，需要大环境，下大功夫。国民素质是人才培养的土壤，是国家的软实力，提高全民科学素质既是当务之急，也是长远大计。

国家全力实施《全民科学素质行动规划纲要（2021—2035年）》，乃是提高全民科学素质的重要举措。目的是激励青少年树立投身建设世界科技强国的远大志向，为加快建设科技强国夯实人才基础。

科学既庄严神圣、高深莫测，又丰富多彩、其乐无穷。科学是认识世界、改造世界的钥匙，是创新的源动力，是社会文明程度的集中体现；学科学、懂科学、用科学、爱科学，是人生的高尚追求；科学精神、科学家精神，是人类世界的精神支柱，是科学进步的不竭动力。

孩子是祖国的希望，是民族的未来。人人都经历过孩童时期，每位有成就的人几乎都在童年时初露锋芒，童年是人生的起点，起点影响着终点。

培养人才要从孩子抓起。孩子们既需要健康的体魄，又需要聪明的头脑；既需要物质滋润，也需要精神营养。书籍是智慧的宝库、知识的海洋，是人类最宝贵的精神财富。给孩子最好的礼物，不是糖果，不是玩具，应是他们喜欢的书籍、画卷和模型。读万卷书，行万里路，能扩大孩子的眼界，激发他们的好奇心和想象力。兴趣是智慧的催生剂，实践是增长才干的必由之路。人非生而知之，而是学而知之，在学中玩，在玩中学，把自由、快乐、感知、思考、模仿、创造融为一体。养成良好的读书习惯、学习习惯，有理想，有抱负，对一个人的成长至关重要。

为孩子着想是成人的责任，是社会的责任。海豚传媒

与少年儿童出版社是国内实力强、水平高的儿童图书创作与出版单位，有着出色的成就和丰富的积累，是中国童书行业的领军企业。他们始终心怀少年儿童，以关心少年儿童健康成长、培养祖国未来的栋梁为己任。如今，他们又强强联合，邀请十余位权威专家组成编委会，百余位国内顶级科学家组成作者团队，数十位高校教授担任科学顾问，携手拟定篇目、遴选素材，打造出一套"中国少儿百科知识全书"。这套书从儿童视角出发，立足中国，放眼世界，紧跟时代，力求成为一套深受7～14岁中国乃至全球少年儿童喜爱的原创少儿百科知识大系，为少年儿童提供高质量、全方位的知识启蒙读物，搭建科学的金字塔，帮助孩子形成科学的世界观，实现科学精神的传承与赓续，为中华民族的伟大复兴培养新时代的栋梁之材。

"中国少儿百科知识全书"涵盖了空间科学、生命科学、人文科学、材料科学、工程技术、信息科学六大领域，按主题分为120册，可谓知识大全！从浩瀚宇宙到微观粒子，从开天辟地到现代社会，人从何处来？又往哪里去？聪明的猴子、忠诚的狗、美丽的花草、辽阔的山川原野，生态、环境、资源，水、土、气、能、物，声、光、热、力、电……这套书包罗万象，面面俱到，淋漓尽致地展现着多彩的科学世界、灿烂的科技文明、科学家的不凡魅力。它论之有物，看之有趣，听之有理，思之有获，是迄今为止出版的一套系统、全面的原创儿童科普图书。读这套书，你会览尽科学之真、人文之善、艺术之美；读这套书，你会体悟万物皆有道，自然最和谐！

我相信，这次"中国少儿百科知识全书"的创作与出版，必将重新定义少儿百科，定会对原创少儿图书的传播产生深远影响。祝愿"中国少儿百科知识全书"名满华夏大地，滋养一代又一代的中国少年儿童！

中国科学院院士
火山地质与第四纪地质学家　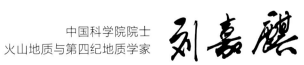

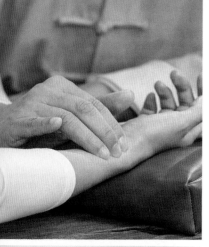

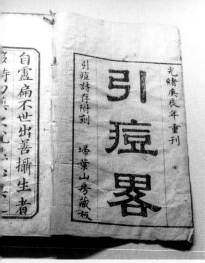

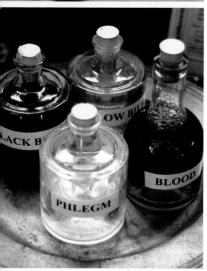

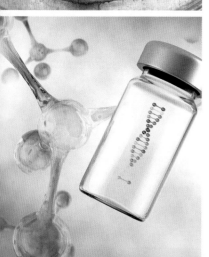

目　录

生命的探索

很久以前，人们将病痛视作天谴，对于古人而言，身体与星空一样神秘……

为什么会生病？

随着体液论问世，人们得知邪恶的魔鬼和生气的神灵不再是疾病的制造者，开始用更"科学"的眼光看待疾病。

医生的诊断

悬丝诊脉、品尝尿液……在物理学揭开疾病真相的面纱以前，医生对疾病的诊断充满了想象。

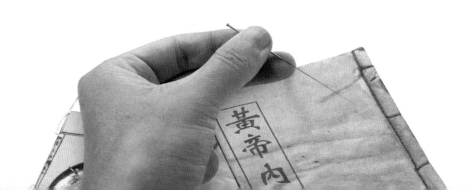

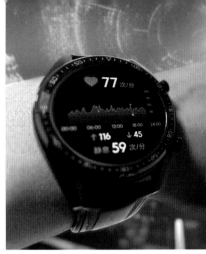

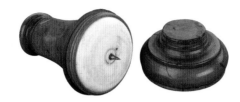

治疗有办法

为了找到治愈疾病的良药，医生义无反顾地化身为"试毒勇士"；为了让手术变美好，医学家在找寻抗菌和止痛良方的荆棘路上奋勇前行……

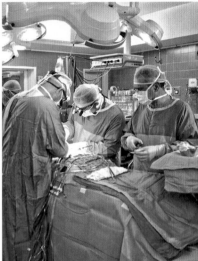

梦魇与希望

告别了恐怖的医院和夸张的疗法，生病已不再是令人闻风丧胆的事情。今天，机器人医生正在路上，它们会比人类医生更厉害吗？

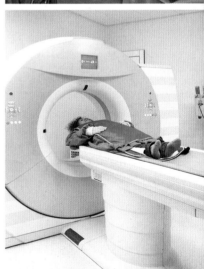

附　录

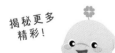
揭秘更多精彩！

奇趣AI动画

走进"中百小课堂"
开启线上学习

让知识动起来！

扫一扫，获取精彩内容

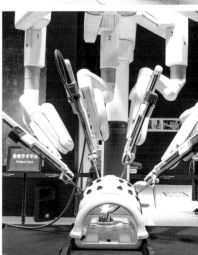

身体里面的世界

46亿年前，在一片星云的中心，一颗火热的星体——太阳诞生了，不久后，行星地球也出现了。如果将地球的历史浓缩为1小时，那么人类在最后3秒钟才登场。几百万年来，人类的祖先在与自然的长久磨合中，渐渐演化为现在的模样。

和星空一样神秘

作为地球上最幸运的物种，人类一直享受着自然的恩泽。不过，自然时不时也会给人类制造一些麻烦和挑战，比如带来灾难或病痛。古人将这些视为天谴，对于他们而言，身体与星空一样神秘。

在原始的狩猎活动中，在冷兵器时代的战争里，看到动物或人的身体内部并不是稀罕事。但人们始终捉摸不透，身体里的各种"零件"有什么关系？它们是如何"组装"在一起的？于是，勇敢的医生开始了"大冒险"般的人体探索之旅，直至近代解剖学正式确立。

维萨里的解剖学专著

16世纪，在《人体的构造》一书中，比利时医学家维萨里首次图文并茂地对人体各个系统进行了比较准确的描绘。

中国古代的解剖图

早在2000多年以前，中国的医者就曾解剖过人体，并对身体各脏腑器官的长度、重量等进行了测量。北宋时期，至少有过两次对犯人尸体进行的解剖活动，并绘成两幅解剖图——《五脏图》和《存真图》。

维萨里

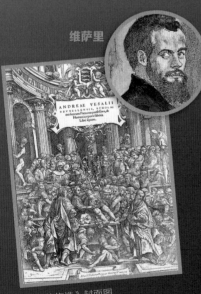

《人体的构造》封面图

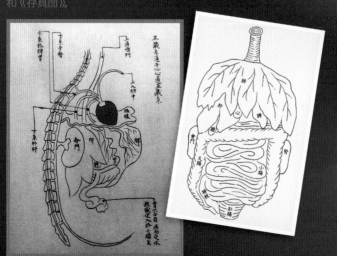

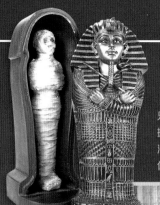

身体的禁忌

在遥远的过去，不同文明的人对身体的崇拜是不谋而合的。在古希腊人看来，人体是自然、宇宙的象征；中国古人相信"身体发肤，受之父母"；古埃及人虽然有制作木乃伊的传统，但这纯粹是出于信仰，而非对身体的科学探索。正因如此，大多数人坚决反对破坏人的尸体，更不用说死后自愿捐献尸体以供研究了。所以，早期的人体探索者的研究道路充满艰辛。

古埃及木乃伊

对于古埃及人来说，人死后的生活极其重要，只有完好地保存尸体才能守住灵魂。为此他们掌握了很多制作木乃伊的方法，其原理大体一样：清除内脏并单独储存，彻底干燥尸体，然后将尸体包裹起来。

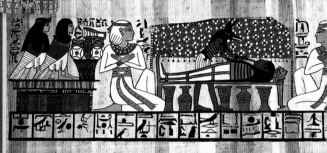

探索人体的叛逆者

长久以来，解剖尸体的行为被诸多文化所禁止，可总有些人受好奇心驱使，偷偷进行离经叛道的尝试。据传，公元前 4 世纪，古希腊医生希罗菲卢斯就曾公然解剖过人的尸体。400 多年之后，古罗马医学家克劳迪乌斯·盖伦对人体研究有着极大的兴趣，他到处搜集动物，小心翼翼地解剖，以此来推想人体的构造。这些冒险而大胆的行为终于在 14 世纪登上"大雅之堂"——人们开设起公开的人体解剖课。

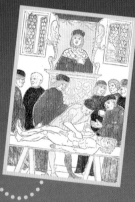

自 15 世纪起，西方医学院开始有了固定的尸体来源——刑场上的犯人尸体。

解剖"指南"的变化

早期的解剖图十分简单，它们有些是黑白素描画，有些是黑白木刻版画。后来，人们又学会了用蜡、木头等材料制作人体解剖模型，这些可开合的模型很快成为医学生直观的学习工具。现在，不仅有大量精美的解剖图鉴，还有更为精确、轻便的塑料解剖模型。

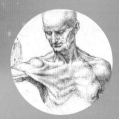

15—16 世纪，绘图是记录解剖研究的常用方式。达·芬奇也绘制了不少解剖手稿，它们一直流传至今。

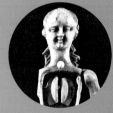

17—19 世纪，人们掌握了用蜡和木头制作模型的方法，立体的人体模型更加直观。

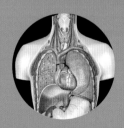

如今，更精确的塑料解剖模型已成为教学中的常用工具，人们借助它能清晰地看到身体的各个器官。

💡 知识加油站

可怕的剧场

16 世纪末期的欧洲，出现了一种骇人听闻的"娱乐场所"——解剖剧场！当时，人们去解剖剧场如同去话剧院或歌剧院一样，也要购买门票入场。不过，他们观看的是一场血腥的现场解剖。

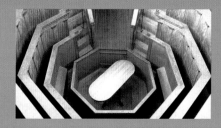

有些解剖剧场保存到现在，被改建成博物馆供人参观。

谁在"掌控"生命？

有了解剖学，人们终于清楚地看见身体里面的世界，被它巧夺天工的"设计"深深折服。然而，解剖学却不能回答生命从何而来的问题。长久以来，人们对此反复发问：是谁赋予了生物体生命的活力？又是什么让我们"活着"？

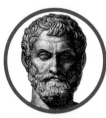

泰勒斯

他是古希腊时期的思想家和哲学家，被后世尊称为"哲学之父"。

关于气的想象

天空中飘浮的云，森林里弥漫的雾，蒸煮食物时逸散的烟……在中国古人看来，它们都属于"气"。正是这种散布在天地之间的精微物质，带给自然界种种变化。聪明的古人由此猜想：人体的呼吸、体内气息的运转，也都是"气"的杰作。他们相信，"气"是生命之原，是推动人体一切机能运转的原动力。就这样，一套逻辑自洽的医学思想体系被创造出来。

《黄帝内经》

《黄帝内经》是现存最早的医学经典之一，广泛汇集了"气"在医学典籍里的论述，并总结了经脉学说和病因学说等中医早期理论。

水是一切的起源

生活在地中海北岸的古希腊人对海洋充满了崇拜。传说哲学家泰勒斯曾模仿古埃及人研究洪水，他先仔细查阅了每年尼罗河洪水涨退的记录，待洪水退去后，又亲自到古埃及进行实地考察。泰勒斯发现洪水过后，原本干旱的土地上出现了一层肥厚的淤泥，淤泥里冒出嫩芽，生出幼虫。泰勒斯将他的发现与古埃及神话结合起来，得出"水是万物的本原"的结论。

发现循环：向真理靠近

古希腊的希罗菲卢斯通过解剖观察，指出动脉和静脉中流动的都是血。随后，在盖伦医学思想的进一步影响下，很长一段时间里，西方人都将血液看作生命液，但他们并没有理解血液真正的循环机理。直到 17 世纪，英国医生威廉·哈维首次正确提出血液循环理论，从此许多现象才得到圆满的解释。关于身体内的循环现象，中国古代医者也曾建构出一套经脉系统，12 条经脉首尾相接连成环状，当身体健康时，维持生命的气在其中温和地"穿行"。

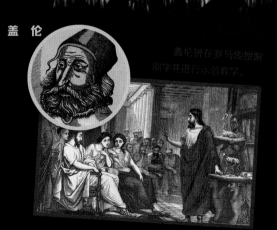

盖伦

盖伦曾在罗马传授解剖学并进行示范教学。

传统的中医学把疾病看作气在身体内的失调，而针灸可以刺激身体，帮助各种气恢复常态。

身体为什么有变化？

就像大自然的瞬息万变，我们的身体也处于不停的变化之中。身体会发冷，会发热，劳累时头会变重，腿会发沉……是水和气在身体里穿行游走的缘故吗？人们对此提出了许多猜想。

古希腊哲学家认为，世间万物由土、气、火、水4种元素构成，而身体里存在干、湿、冷、热4种不同性质的物质，它们共同生成了血液、黏液、黄胆汁、黑胆汁4种体液。后来，古希腊医生希波克拉底以此构建了"体液论"。古印度的阿育吠陀医学认为，人体的健康是气、胆汁和黏液三大物质的平衡。

中国古人相信，木、火、土、金、水五行是构成万物的基本元素，它们分别与人体的各组成部分相对应。五行相生相克，因此内脏也能互相影响。比如，金生水，所以如果去滋养代表金的肺，也能让代表水的肾获得滋养。

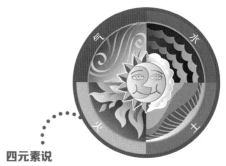

四元素说

早期的四元素说（又称四根说）只能解释自然现象，随着后来者的扩展发挥，这一学说不仅出现在医学里，也被应用于占卜、天文等领域。

阴阳学说

阴阳学说认为阴气和阳气构成了世界的本原，天气为阳，地气为阴，二气相互对流生成万物的形态、性质及其变化。

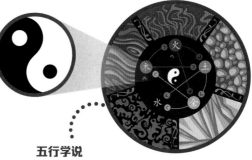

五行学说

五行学说认为，人体的肝、心、脾、肺、肾5种器官分别对应着木、火、土、金、水。这一学说不仅被用来解释人的生命现象和疾病的发生原理，还成为古人阐述宇宙运行的法则。

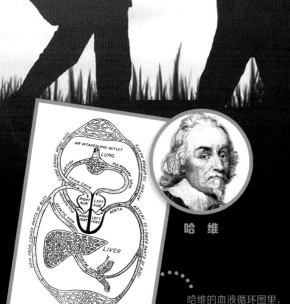

哈维

哈维的血液循环图里，有小循环（肺循环）和大循环（体循环）两种。

💡 知识加油站

模拟哈维的血液循环实验

用右手抓住左臂的上端，然后逐渐用力，猜猜会发生什么？左臂的血管将慢慢鼓起来！

这是因为，动脉与静脉在手部是相连的。人的静脉比动脉更靠近皮肤表面，如果用力下压血管，动脉血还在从心脏流向手臂，静脉血却无法从手部流回心脏，于是，靠近体表的静脉就会慢慢鼓起来。

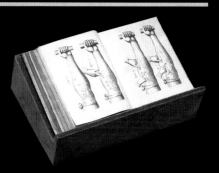

敲开微观世界之门

抬头仰望天空，从点点繁星到无尽宇宙，人们好奇的事物越来越宏大。人们对身体的探索，却是一个由外向内、由大到小的过程。通过解剖，我们"透视"了身体内部各种器官和组织，但看不清比它们更小的身体"零件"。好在，显微镜诞生了！

数不清的小房间

早期的显微镜大多被博物学家用来观察微小的生物，昆虫是其中大受欢迎的观察对象。英国科学家罗伯特·胡克还把他的观察结果写进《显微图集》。1665 年，当胡克用显微镜观察一块软木薄片时，他看到了一个个紧挨在一起的小格子，它们就像是一个个小房间。于是，胡克给它们起名为 cell（小房间），也就是我们现在熟知的"细胞"。

罗伯特·胡克
（1635—1703）
他是英国科学家、博物学家、发明家，出版了《显微图集》。

显微镜：透视微观世界

眼镜的发明，让近视的人看到的模糊世界变得清晰；有了望远镜，"欲穷千里目"不再是奇迹。而在望远镜被发明之前，还出现了另一种颠覆人们认知的"魔镜"。

16 世纪末期，当荷兰镜片专家詹森父子偶然将两个透镜叠置，并让它们保持一定距离时，眼前出现了一个"奇迹"——看到的物体被放大很多，这简直就是"魔镜"！于是，詹森父子用铁筒把它们套在一起，人类历史上第一台显微镜就这样诞生了。在显微镜下，昆虫腿上的绒毛清晰可见。

镜片专家扎哈里亚斯·詹森和父亲汉斯·詹森被认为是显微镜的发明者之一。

油 灯

这是一台复式显微镜，里面有两个透镜，一个用来成像，一个用来放大。

细胞学说的建立

微观世界的大门被打开之后，科学家纷纷投入对细胞的研究之中。19 世纪，细胞学说的创立使人们认识到，细胞是一切生物的基本结构单位。随着更深入的探索，细胞的活动、分裂、死亡过程慢慢被发现，生命的微观本质得以揭示。如今，人们已经能利用和改造细胞，来推动农业生产、提高医疗技术。

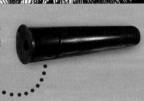

1838 年
德国植物学家施莱登提出，细胞是构成植物的基本单位。

1839 年
德国动物学家施旺提出，所有动物也是由细胞组成的。

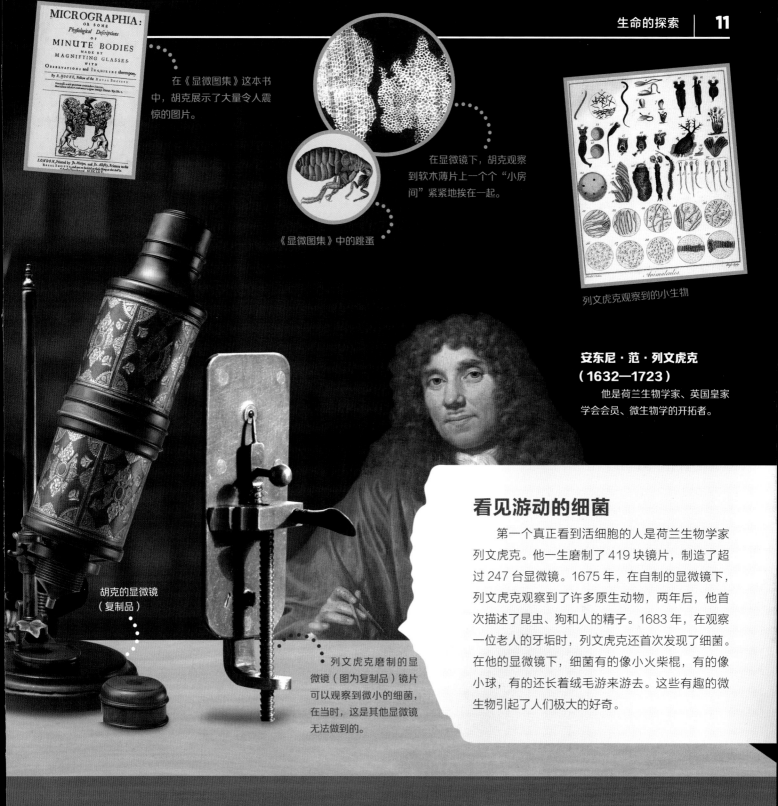

在《显微图集》这本书中，胡克展示了大量令人震惊的图片。

在显微镜下，胡克观察到软木薄片上一个个"小房间"紧紧地挨在一起。

《显微图集》中的跳蚤

列文虎克观察到的小生物

安东尼·范·列文虎克
（1632—1723）
他是荷兰生物学家、英国皇家学会会员、微生物学的开拓者。

胡克的显微镜（复制品）

列文虎克磨制的显微镜（图为复制品）镜片可以观察到微小的细菌，在当时，这是其他显微镜无法做到的。

看见游动的细菌

第一个真正看到活细胞的人是荷兰生物学家列文虎克。他一生磨制了 419 块镜片，制造了超过 247 台显微镜。1675 年，在自制的显微镜下，列文虎克观察到了许多原生动物，两年后，他首次描述了昆虫、狗和人的精子。1683 年，在观察一位老人的牙垢时，列文虎克还首次发现了细菌。在他的显微镜下，细菌有的像小火柴棍，有的像小球，有的还长着绒毛游来游去。这些有趣的微生物引起了人们极大的好奇。

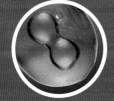

1858 年
德国病理学家魏尔啸提出，一切细胞来自细胞。

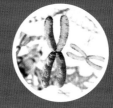

1888 年
德国解剖学家瓦尔代尔－哈尔茨正式提出染色体这一名称。

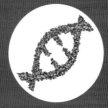

1944 年
美国细菌学家埃弗里和同事证明了 DNA 是遗传物质。

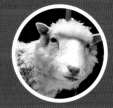

1996 年
克隆羊多莉的出生诠释了细胞克隆技术的奇迹。

基因解密

"龙生龙，凤生凤，老鼠生儿会打洞……"你或许听过这句谚语，那你有没有想过，为什么大熊猫不能生出小长颈鹿呢？很久以前，对于生物的多样性和遗传现象，好奇的人类展开了无尽的想象。然而，一直到19世纪，人们才获得科学的答案。

父亲的遗传

古希腊哲学家、数学家毕达哥拉斯或许是最早接近遗传真相的人。他留心到子女和父亲总是很相似，于是提出，父亲提供了携带遗传信息的物质，这种物质会记忆父亲的特征，然后传递给下一代。

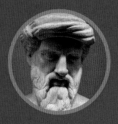

毕达哥拉斯

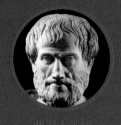

亚里士多德

"信息"和"材料"

约200年后，依旧是在古希腊这片土地上，哲学家亚里士多德提出了不一样的想法。他发现子女的特征并非只与父亲相似，认为父母在创造下一代的过程中都有贡献：父亲提供"信息"，母亲提供"材料"。

信息微粒

1868年，发现了进化秘密的达尔文阐述了自己关于遗传现象的思考，提出了"泛生论"。他认为，人类的生殖细胞——精子与卵子负责收集、核对人体的各种"信息微粒"，并将这些信息合在一起，"书写"出生命诞生的"指南"。

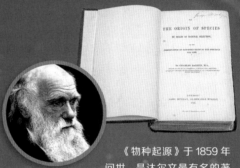

达尔文

《物种起源》于1859年问世，是达尔文最有名的著作之一。

遗传因子

达尔文的理论并不能解释遗传过程中的特殊现象。同时期，醉心于自然的奥地利修道士——孟德尔进行了著名的豌豆杂交实验。他将不同豌豆的不同性状（花色、高矮等）分别标注出"显性性状"和"隐性性状"，结果第二代豌豆不同性状的比例基本相同。孟德尔坚信：一种"遗传因子"（后来称为"基因"）隐藏在生物体中，决定了它们后代的特征。

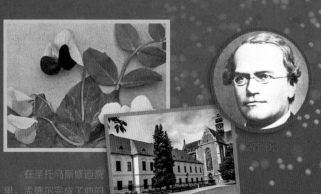

在圣托马斯修道院里，孟德尔完成了他的豌豆杂交实验。

DNA 双螺旋的启发

DNA 双螺旋结构因曲线优美，被广泛用于建筑、设计等多个领域。

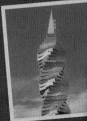

巴拿马螺丝塔

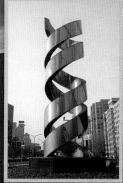

北京海淀区中关村耸立着一座 DNA 双螺旋结构的"生命"雕塑。

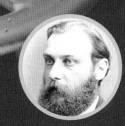

弗来明

DNA 双螺旋

1879 年，德国生物学家瓦尔特·弗来明在细胞核内发现了一种能被染料着色的丝状物。20 世纪之后，人们渐渐认定，这种物质很可能就是遗传物质的载体。借助电子显微镜，科学家观察到染色质，它们被包裹在细胞核里，呈细长的线状，由一团团蛋白质、DNA 和少量 RNA 组成，而神奇的基因就是一些 DNA 片段。

1953 年，"黄金搭档"沃森和克里克一同解密了基因的样貌，它完美的结构让人赞叹，人们为它取了一个形象的名字——DNA 双螺旋。

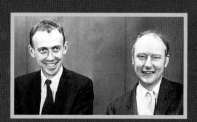

沃森（左）和克里克（右）的合影

北京丽泽 SOHO 从内到外都采用了 DNA 双螺旋的流线型设计。

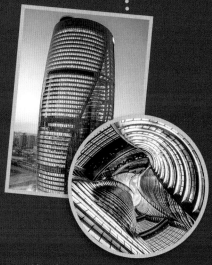

人类基因组计划

揭开 DNA 的神秘面纱后，人们继续解读人类生命密码的"天书"。要知道，人的基因组共有约 31 亿个碱基对。1990 年起，科学家正式开始了测序工作，希望能绘制出完整的基因组图谱。全球 20 多所大学和科研机构共同参与了这个庞大的项目。2003 年 4 月，中国和其他 5 个国家联合宣布人类基因组计划提前完成！

这是"人类基因组计划"的部分图谱。人体的每一个基因组序列，都是由 4 种核苷酸排列而成的，核苷酸中的 4 种碱基分别用字母 A、T、C、G 表示。

医学之最：最可怕的疾病

如今，人类面临的最棘手的疾病之一恐怕是癌症了。人一旦患癌，就可能会受到死亡的威胁，治疗后也可能会遭受漫长的痛苦。目前科学研究已经表明，癌症的发生大多是由基因突变引起的。身体中原本正常的细胞发生变异，它们疯狂地生长和分化，破坏正常的细胞与组织，身体也就陷入了危机。

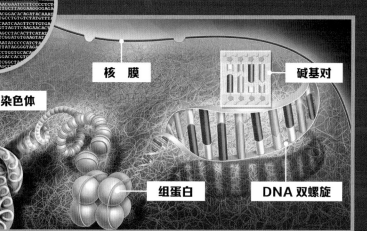

核 膜

碱基对

染色体

组蛋白

DNA 双螺旋

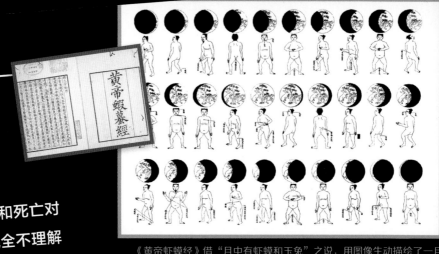

鬼神作祟？

在真正的医学出现之前，疾病和死亡对于古人来说既神秘又可怕。他们完全不理解为什么会遭受疾病的痛苦，往往将疾病归咎于天力所为，或者是亡灵作祟。

《黄帝虾蟆经》借"月中有虾蟆和玉兔"之说，用图像生动描绘了一月之中，人的气血在不同经脉中的分布变化及针灸禁忌。

自然现象和疾病

早期人类的生死，几乎完全依托自然的力量。于是，人们细心观察天地间的各种现象及其变化，以预测生命的进程，还创造出多种祭祀仪式，来祈求平安健康。

古巴比伦人将星辰运转、季节更迭与疾病联系在一起，坚信这些自然变化与人体的生长和疾病的产生密切相关。中国古人对周期性变化的月亮偏爱有加，他们将月相变化与人体变化关联起来，详细记录了不同月相下人的身体状态变化，以及治疗时需要关注的部位。这些信息被绘制成形象的图谱，用来指导医生。

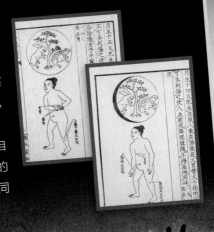

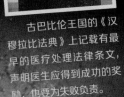

古巴比伦王国的《汉穆拉比法典》上记载有最早的医疗处理法律条文，声明医生应得到成功的奖励，也要为失败负责。

正因如此，巫师成了最早的医生。他们自称能周旋于灵界和人间，可通过神秘的仪式来"治病"。

巫医化着怪异的妆，穿着夸张的服饰，跳着奇特的舞蹈，嘴里常常念念有词，以此来驱赶侵入人体的魔鬼。

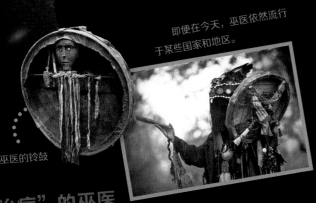

即便在今天，巫医依然流行于某些国家和地区。

巫医的铃鼓

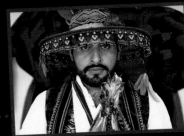

"驱鬼治病" 的巫医

古人认为灵魂并不依附于肉体，而是一种独立的存在。人死后，灵魂会游离于身体之外。而梦的神奇现象，让古人坚信，他人的灵魂可以自由进出自己的身体。这样一来，某些疾病的发生，就被解释为亡灵附

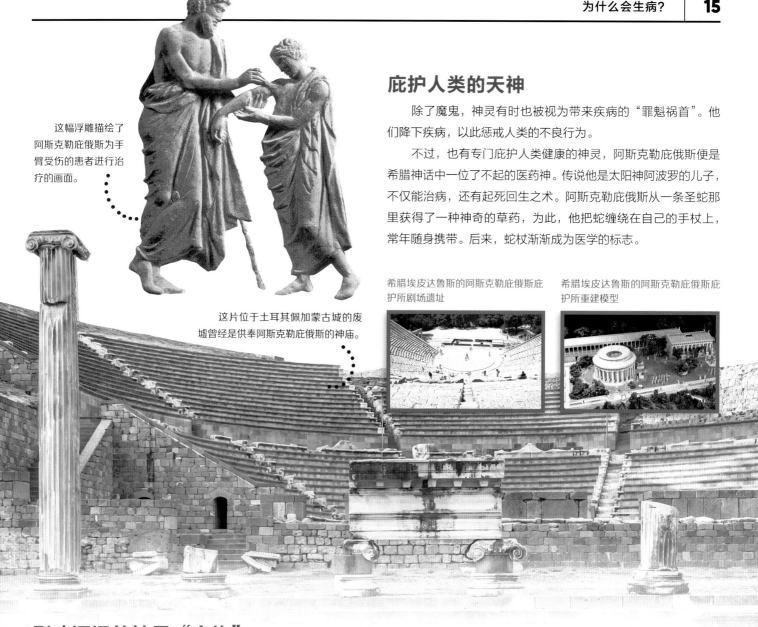

这幅浮雕描绘了阿斯克勒庇俄斯为手臂受伤的患者进行治疗的画面。

这片位于土耳其佩加蒙古城的废墟曾经是供奉阿斯克勒庇俄斯的神庙。

庇护人类的天神

除了魔鬼，神灵有时也被视为带来疾病的"罪魁祸首"。他们降下疾病，以此惩戒人类的不良行为。

不过，也有专门庇护人类健康的神灵，阿斯克勒庇俄斯便是希腊神话中一位了不起的医药神。传说他是太阳神阿波罗的儿子，不仅能治病，还有起死回生之术。阿斯克勒庇俄斯从一条圣蛇那里获得了一种神奇的草药，为此，他把蛇缠绕在自己的手杖上，常年随身携带。后来，蛇杖渐渐成为医学的标志。

希腊埃皮达鲁斯的阿斯克勒庇俄斯庇护所剧场遗址

希腊埃皮达鲁斯的阿斯克勒庇俄斯庇护所重建模型

影响深远的神灵"家族"

希腊神话中，除了阿斯克勒庇俄斯是医药神之外，他们一家也都是护佑人类健康的神灵。他的妻子是抚慰女神厄庇俄涅；女儿海吉雅掌管卫生与健康，她的名字就是后来"卫生"一词的由来；女儿帕那刻亚负责治疗，人们用她的名字命名了20世纪上半叶新发现的"万灵药"青霉素（即盘尼西林）。此外，其他的孩子也分别掌管着不同的医学事务。

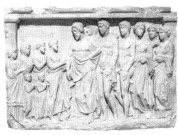

浮雕右边是阿斯克勒庇俄斯（右起第七）和他的孩子们。

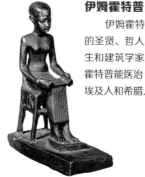

伊姆霍特普

伊姆霍特普是古埃及第三王朝的圣贤、哲人、占星家、祭司、医生和建筑学家。据古书记载，伊姆霍特普能医治200多种疾病，后世埃及人和希腊人奉他为医神。

知识加油站

无论中外，许多医学院或与卫生健康相关的组织的徽章上总有一根盘绕着一条蛇的手杖。这根蛇杖属于阿斯克勒庇俄斯，它象征着治愈与医学。

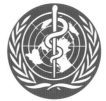
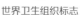
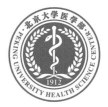

世界卫生组织标志

北京大学医学部校徽

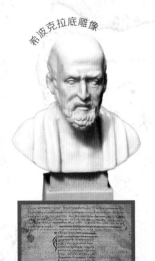

希波克拉底雕像

《希波克拉底誓言》

所有医生要共同遵守的对待患者的几个原则：医生应该随时随地为患者的利益着想，避免任何加重病情的医疗行为，不对他人透露患者的病情……这些原则被称为《希波克拉底誓言》，在医学界一直传承到现在。

神秘的体液

2000多年前，古希腊的科斯岛上住着一位医生，名叫希波克拉底。他四处行医，从一座城邦到另一座城邦。之后，他回到自己的故乡，创办了一所特别的医科学校。在那里，他和学生一起，从事着许多了不起的研究。

不再是恶魔与神灵

四处行医期间，希波克拉底结识了许多著名的哲学家，这些哲学家的独到见解让希波克拉底眼界大开。在当时哲学思想的影响下，他提出了体液论。希波克拉底认为，血液来自心，黏液来自脑，黄胆汁来自肝，黑胆汁来自脾胃。当这些体液维持平衡时，人会保持健康状态；一旦平衡被打破，人就会生病。从那时起，医学的发展进入了一个新的阶段，邪恶的魔鬼和愤怒的神灵不再是疾病的制造者，人们开始以更"科学"的眼光看待疾病。

黑胆汁

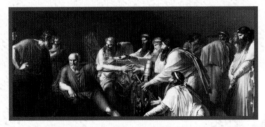

除了医术精湛，希波克拉底还拥有高尚的医德，他拒绝接受敌国国王赠送的礼物。

BLACK B［

这幅花瓶绘画展现的是古希腊诊所的情景。

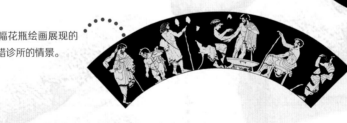

黏 液

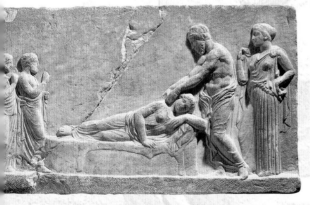

这座浮雕上，希波克拉底正在为生病的女性治疗。

将变质的体液排出体外

人生病时的种种表现，让人们逐渐相信体液论的正确性，人们开始用体液的变化来解释疾病的发展。按照体液论的说法，每种疾病大致会经历3个阶段：未成熟期、成熟期、转变期。比如，感冒之初，人们常流清鼻涕；后来鼻涕慢慢变稠，呈黄绿色；最后鼻腔里的分泌物逐渐减少，直至症状消失。肺炎患者的咳嗽也有类似的变化过程。

人们认为正是由于某种体液出现异常，影响了其他3种体液，才导致疾病发生。每当生病时，身体会调动力量来抑制这种变质的体液，并把它排出体外。这也正好解释了人在生病过程中，常常会排出分泌物的原因。

从体液论到放血疗法

如果疾病是某种体液过多引起的，那么人为排出这些多余的体液也就成为顺理成章的事情。于是，放血、催吐、清理肠道的疗法应运而生。这其中，以放血疗法影响最为深远。公元2世纪，古罗马医学家盖伦将这一理论发扬光大，推出一整套放血疗法，甚至宣称放血是解决一切身体问题的方案。自此，放血疗法统治西方医学上千年。

当时，甚至大出血的疾病都会采用放血疗法来解决！慢慢地，各种专门用于放血的医疗器具被发明出来，如今在欧洲的各大医学博物馆比比皆是。

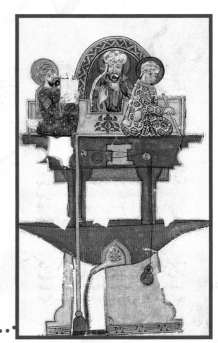

12世纪阿拉伯人艾尔－加扎利描绘的"精算者的放血盆"

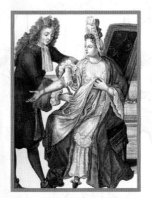

因为静脉切开放血术有危险性，且收费昂贵，过去接受这一治疗的一般都是贵族。

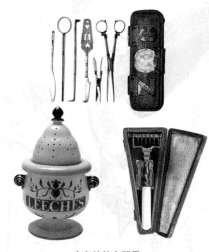

古老的放血器具

在哈维发现血液循环现象之前，放血疗法被广泛用于治疗各种疾病，从头疼、消化不良到肺炎、中风。最常见的放血疗法是静脉切开放血术。

黄胆汁

血液

BLOOD

气质也和体液有关？

体液论解释了人为什么生病，也引出了治疗疾病的方法。在此基础上，盖伦将4种体液与4种元素关联起来，再分别与4种人格特质相对应，他认为血液偏多的人较为乐观、开朗，黄胆汁过多的人脾气暴躁……20世纪初，苏联生理学家巴甫洛夫用高级神经活动类型学说印证了这种气质分类方法。

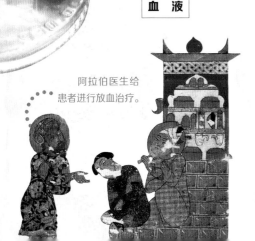

阿拉伯医生给患者进行放血治疗。

黏液质
黏液

胆汁质
黄胆汁

多血质
血液

抑郁质
黑胆汁

摧毁文明的瘟疫

早期的人类过着漂泊不定的生活，那时，饥饿、骨折、寄生虫病都严重威胁着人类的健康。随着文明的发展，人与人、人与动物之间的接触增多，各类传染病开始在聚居的人群中传播。可是当时医疗技术发展缓慢，人们面对传染病总是束手无策，只能任其肆虐，最终演变为瘟疫大流行。历史上，许多文明的覆灭都少不了瘟疫的"助攻"。

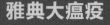

《古城瘟疫》，米希尔·史维特斯

雅典大瘟疫

公元前 430 年，古希腊的雅典城暴发了一场瘟疫。由于缺乏隔离措施，雅典人在照顾患者的过程中不断被感染，导致患者数量急剧增加。当时正值伯罗奔尼撒战争期间，斯巴达人的围困使雅典城外的乡村居民不得不迁入雅典城内，人群的聚集加剧了瘟疫的传播，最后，四分之一的居民死亡。这场无形的战争让雅典文明快速走向衰落，再难恢复往日的辉煌。直到现在，人们也并不清楚究竟是什么引起了这场无妄之灾。

14 世纪，在意大利佛罗伦萨的街头，到处都是病死的市民。

尼德兰画家老勃鲁盖尔于 1562 年创作的油画《死亡的胜利》记录了暴发于 14 世纪的让人类陷入绝望的黑死病。

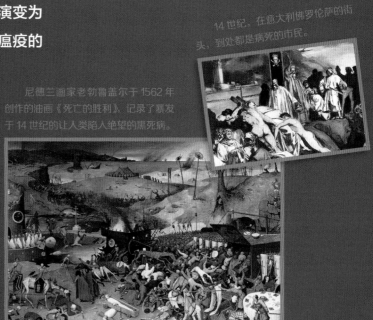

邪恶的黑死病

14 世纪，一场鼠疫席卷了欧亚地区，死亡人数达 7500 万到 2 亿。由于鼠疫患者身上会出现可怕的黑色肿块，再加上当时的感染者几无生还，所以鼠疫后来又被称为黑死病。而在此之前，鼠疫也曾大规模侵袭过人类。公元 541 年，东罗马帝国的属地埃及最先暴发鼠疫，然后迅速传播到君士坦丁堡（东罗马帝国都城，今伊斯坦布尔）及其他地区。这场瘟疫持续了近半个世纪，40% 的君士坦丁堡居民因此丧生。

鼠疫杆菌

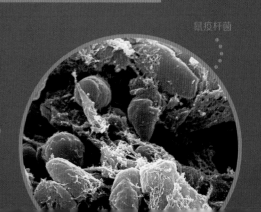

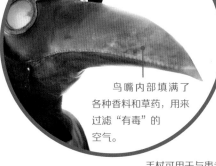

鸟嘴内部填满了各种香料和草药，用来过滤"有毒"的空气。

手杖可用于与患者保持安全距离。

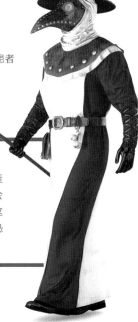

知识加油站

"死亡面具"

中世纪黑死病大流行时期，欧洲负责控制、治疗瘟疫的医生为了避免被感染，会戴上鸟嘴状面具，身穿长袍防护衣。由于这套装备只会在瘟疫流行时出现，它也成了恐怖瘟疫的象征。

西班牙流感

进入现代文明后，人类的科学技术和医疗水平显著提高，人们积累了不少应对传染病的经验，重大疫情的暴发虽然不再能轻易摧毁一个文明，但仍给人们的生活带来了诸多影响。20 世纪初，一场致命的大流感席卷全球，导致全球约 5 亿人感染，数千万人死亡。这场流感被称为西班牙流感，但这并不意味着西班牙是发源地。当时正值第一次世界大战期间，其他国家都在报道战争，只有西班牙最先报道了流感暴发的新闻，因而流感被冠上了西班牙之名。

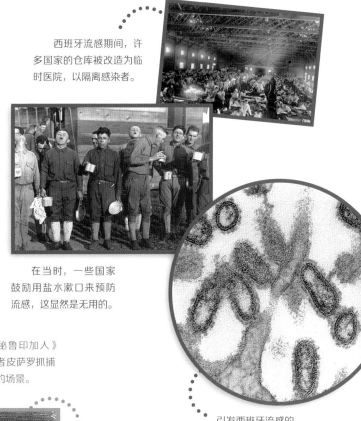

西班牙流感期间，许多国家的仓库被改造为临时医院，以隔离感染者。

在当时，一些国家鼓励用盐水漱口来预防流感，这显然是无用的。

引发西班牙流感的H1N1 病毒

天花之灾

15—17 世纪，"地理大发现"时代到来，欧洲多个国家开启了自己的大航海计划。西班牙人殖民美洲时，把天花带到了这片土地上，由此引发了持续 8 年之久的天花大流行。曾经与世隔绝的美洲印第安人对这种外来传染病毫无抵抗力，当他们发现西班牙入侵者安然无恙时，便觉得自己被天神抛弃，丧失了抵抗侵略的勇气。16 世纪，随着西班牙人进一步殖民扩张，天花蔓延至危地马拉、印加帝国，甚至印加帝国的国王也死于天花。最后，印加帝国灭亡，成了西班牙的殖民地。

《皮萨罗俘获秘鲁印加人》描绘了西班牙殖民者皮萨罗抓捕最后一位印加帝王的场景。

16 世纪，许多印加人死于天花。

天花又称"痘疮"，图为痘疮样本。

公元前 1145 年，古埃及法老拉美西斯五世突然离世，考古学家推测，他可能死于天花。

瘟疫，从未远离

时至今日，人们仍无法摆脱层出不穷的新型瘟疫的侵袭，如艾滋病、埃博拉病毒病、疯牛病、传染性非典型肺炎（SARS），以及新型冠状病毒感染等。新的瘟疫不断出现，科学家和医学家不断面临新的挑战。

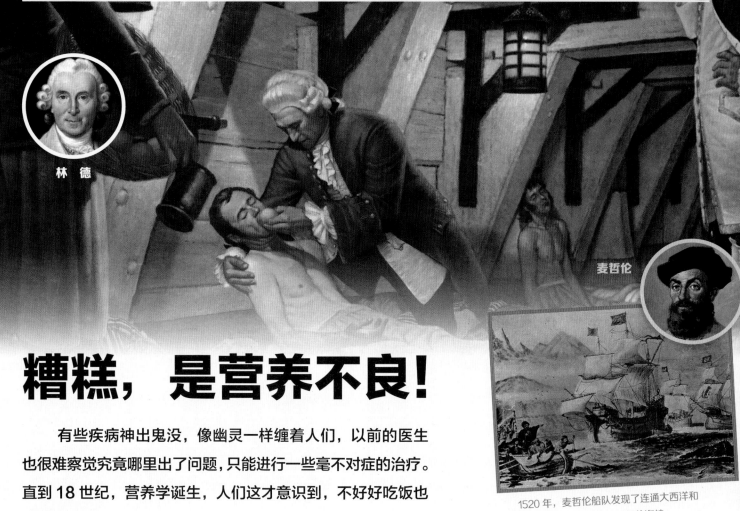

林德

麦哲伦

1520 年，麦哲伦船队发现了连通大西洋和太平洋的海峡，后人称之为麦哲伦海峡。

糟糕，是营养不良！

　　有些疾病神出鬼没，像幽灵一样缠着人们，以前的医生也很难察觉究竟哪里出了问题，只能进行一些毫不对症的治疗。直到 18 世纪，营养学诞生，人们这才意识到，不好好吃饭也可能会生病。

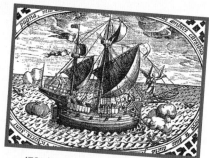

1521 年，麦哲伦率领船队经过菲律宾时，不幸身亡。带着麦哲伦的遗愿，船队继续航行，并于 1522 年返回西班牙。

海上凶神

　　1519 年，葡萄牙航海家麦哲伦率远洋船队从西班牙出发，踏上了未知的征途。在浩瀚的大洋上，船员患上了可怕的怪病，他们有的牙床破裂，有的浑身无力。返回西班牙时，只有很少的船员幸存。人们对怪病的病因一无所知，只知道这种奇怪的疾病叫"坏血病"，也叫"海上凶神"。

　　200 多年后，一位名叫詹姆斯·林德的英国海军军医找到了治疗方法。林德发现，患病的士兵长期只吃容易保存的面包和肉，而给他们补充柠檬、柑橘等水果后，这些士兵竟都奇迹般地痊愈了。不过，当时林德并不知道是柠檬、柑橘里的维生素 C 发挥了作用。

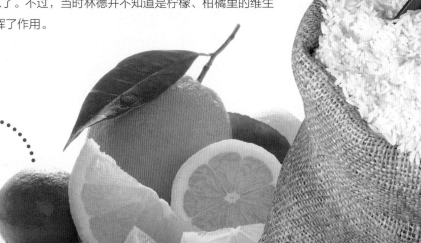

　　新鲜的蔬菜和水果里含有丰富的维生素 C，它是人体正常生长、发育必需的营养物。不过，维生素 C 溶于水，代谢后会随尿液排出体外，所以人们必须每天食用足量的蔬菜和水果。

可恶的脚气病

1886 年，荷兰军医克里斯蒂安·艾克曼来到了印度尼西亚的爪哇岛，当时，岛上正流行严重的"脚气病"。很快他自己也被传染，甚至连用来做实验的鸡群也未能幸免，全都患上了类似于人类脚气病的疾病。不过奇怪的是，将鸡群移至别处，这些鸡竟都不治自愈了。经过耐心的观察，艾克曼发现，鸡群吃精白米会得病，吃稻米（含有米糠）却安然无恙。于是，他自己也改吃稻米，没想到脚气病也很快好转了。当时艾克曼猜想，精白米里含有毒素，米糠可以解毒。

1911 年，波兰化学家卡齐米日·冯克注意到了艾克曼的研究，他认为米糠里可能含有精白米所缺失的某种特殊成分。经过多次分离，冯克从米糠里提取出了一种抗脚气病的白色晶体，也就是维生素 B_1。后来，各族维生素逐渐被人们发现，营养学开始成为改善人类健康的重要学科。

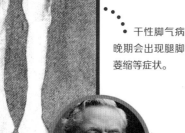

• 干性脚气病晚期会出现腿脚萎缩等症状。

克里斯蒂安·艾克曼
（1858—1930）

1929 年，他与英国生物化学家弗雷德里克·霍普金斯共同获得诺贝尔生理学或医学奖。

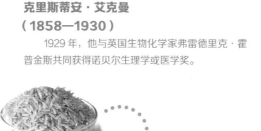

维生素 B_1 存在于米糠、麦麸、瘦猪肉、花生和大豆等食物中。历史上，日本贵族一度只吃鱼不吃肉，吃的米也多为精米，所以普遍患有脚气病。

中国的养生

早在《庄子》一书中，"养生"这个词便已出现。那时，庄子所说的"养生"，是指只要顺应自然，不被外物牵绊，便能安享天年。随着《黄帝内经》问世，中医养生的理论体系逐渐建立起来。秦汉时期，很多帝王都是养生长寿的狂热追捧者，大批养生家出现。那时，服食丹药的风气盛行，但滥服金石矿物药成为失败的养生尝试。到了元代，忽思慧撰写的《饮膳正要》详细介绍了饮食宜忌与食疗方法。此后，饮食养生逐渐成为主流。

华佗的养生操

在奠定养生的医学价值方面，东汉医学家华佗做出了杰出贡献。华佗主张将食材佐以药材，进行食补。此外，他还模仿虎、鹿、熊、猿、鸟的动作，创造了名为"五禽戏"的养生操。在巫术盛行的时代，华佗就提出以预防疾病为主的理论，并创编了保健体操，十分难得。

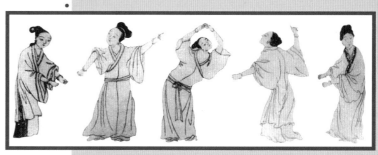

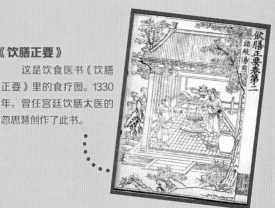

《饮膳正要》
这是饮食医书《饮膳正要》里的食疗图。1330 年，曾任宫廷饮膳太医的忽思慧创作了此书。

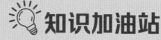 **知识加油站**

食物中的营养成分可不是药物！喝牛奶不会让我们马上变高，吃动物的肝脏也不会让我们眼睛马上变明亮。研究者发现，不同食物中的某种营养成分往往含量极小，如果要产生直接的效果，必须大量食用。而药物是经过高度提纯后凝集的有效物质，能产生相对快速的疗效。

不开心也会生病吗？

　　简简单单的一句"疯了"，似乎涵盖了所有的精神疾病，却对备受精神疾病困扰的人造成了长久的伤害。经过漫长的岁月，人们才终于把那些看上去似乎没有什么身体变化的问题，认真地当作疾病来对待。今天人们意识到，哪怕无法开心，也可能是一种疾病。

想象与偏见

　　精神疾病并不是现在才有，有文字记载时，精神疾病就已经存在。早期，人们将其视为疯癫。古希腊人和古罗马人认为，有些疯癫是由某种体液过剩导致的。比如，黑胆汁过多会导致抑郁；有些疯癫则是道德败坏所致。随着古罗马文明衰落，医学为神学和宗教所掌控，精神病患者被视为魔鬼附体，人们采用暴力将他们关押起来，用祷告、符咒、驱鬼等方式进行治疗。17世纪以后，医学开始摆脱神学的束缚，精神疾病终于被正视，成为一种需要正规治疗的疾病。

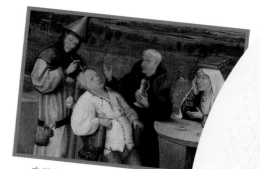

中世纪，人们用环钻术或放血疗法来治疗各种疾病，包括疯癫。

"疯狂"的艺术家

　　诗人、画家以及一些其他领域的艺术家常被认为具有某种"疯狂"的特质，如著名画家文森特·凡·高。凡·高感情激烈，一生穷困潦倒，最终精神崩溃，于1889年进入一家精神病院疗养。

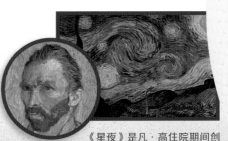

《星夜》是凡·高住院期间创作的作品，天空、山脉、树木，都显现出异常明亮而扭曲的美感。

心理学的启航

　　早期，关于人类情绪和精神的讨论大多是哲学家的事情。直到19世纪，真正意义上的心理学才逐渐成形。1879年，德国生理学家、心理学家威廉·冯特在莱比锡大学创立了世界上第一座心理实验室，正式把心理学与哲学分开，试图用科学的方法研究人类的情感。20世纪初，人们开始关注大脑的变化。之后，人自身的行为、遭遇等慢慢地都被认为是精神疾病的诱因。

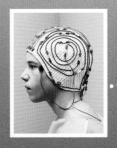

大脑测试帽被广泛用于心理学研究。

不同的心理学流派

　　19世纪以来，由于心理学家各持己见，采用不同的方法治疗疾病，机能主义、行为主义、精神分析、人本主义等流派逐渐产生。

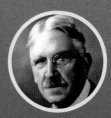

约翰·杜威（1859—1952）

　　他是机能主义心理学创始人之一，实用主义的集大成者，非常重视心理学的实际应用。他还培养了胡适、陶行知等一批学者。

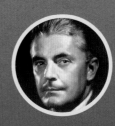

约翰·华生（1878—1958）

　　他是行为主义心理学创始人，主张心理学要抛开意识，径直研究行为。

伟大的转折

18 世纪，生物医学迅速发展，人们开始意识到，精神疾病源于身体的感觉器官和神经出了问题。可是，那时的治疗手段还十分落后。精神病医生给患者施行放血疗法，使用鸦片制剂来安定躁狂者的情绪，或者用白兰地（高度蒸馏酒）去刺激抑郁的患者……这些患者大多被关在沉闷而阴暗的房间里，有些甚至戴上了沉重的镣铐，难以自由活动。

在法国医生菲利普·皮内尔的努力下，精神病患者的生存状况终于得到了改善。皮内尔曾在法国比赛特尔精神病院工作，那里有 4000 多位患者。他们常年生活在暗无天日的地窖里，每天只能吃一顿饭。皮内尔非常同情这些患者，提出不能一味监禁，要改善他们的待遇，对于不同类型的患者，也要使用不同的治疗方法。

《浪子生涯之八：浪子在疯人院》，威廉·贺加斯

《疯人院》，弗朗西斯科·戈雅

精神病患者住在狭小的房间，被枷锁铐住，这使得他们的病情进一步恶化。

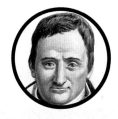

给精神病患者摘下枷锁

法国医生菲利普·皮内尔批判了对精神病患者的严格限制和过时的治疗方法，并强调对患者要多加关怀。他率先给精神病患者摘下枷锁，让他们重获尊严，被后世誉为"精神病患者的解放者"。

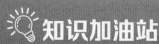
19 世纪，精神病院的环境改善了许多。

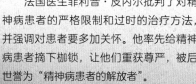

知识加油站

焦虑是一种病吗？

焦虑不是对电闪雷鸣的恐惧，也不是考试前夕的紧张，它是一种忧虑、不安的情绪状态。有时，我们可能会有意或无意地感觉，不好的事情即将到来，所以很难开心。对于焦虑，弗洛伊德是第一个认真进行理论研究的人。如今，它作为一种异常精神状态而广为人知。

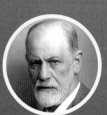

西格蒙德·弗洛伊德（1856—1939）

他是精神分析理论的创立者。精神分析既是一种心理理论，也是一种医治心理疾病的疗法。

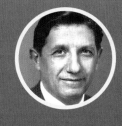

亚伯拉罕·马斯洛（1908—1970）

他提出了融合精神分析心理学和行为主义心理学的人本主义心理学。此外，他还提出了著名的需要层次理论。

望闻问切

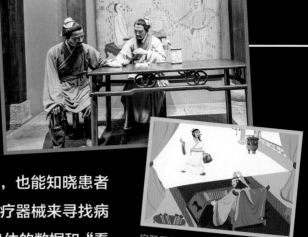

安徽名医馆还原了明代新安医家汪机给病人把脉的场景。

不依靠化验单、心电图、X 射线影像或 CT 影像，也能知晓患者得了什么疾病？今天的医生早已习惯了依靠多样的医疗器械来寻找病因，但在数千年前的中国，虽然没有这些能够"读懂"身体的数据和"看透"身体的机器，医生仍有一套特别的诊断方法。

扁鹊见蔡桓公

一望便知，一切便晓

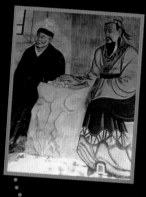

战国时期，渤海郡郑（今河北任丘北）出了一位名医，名叫秦越人（后被尊称为扁鹊）。他师从长桑君，修得一身高超医术，而后周游列国，四处行医。据史料记载，有一次，扁鹊到了晋国，听闻晋国卿相赵简子已经昏迷了 5 天。扁鹊来到赵简子的房间，切了切他的脉搏，断定赵简子的病是血脉不通造成的，没什么大碍，让大家放心。果然，不出 3 天，赵简子便醒了过来。又有一次，扁鹊路过齐国都城临淄的时候，齐国国君蔡桓公热情招待了他。但扁鹊一眼看出蔡桓公患有疾病，便好心地一次次提醒。遗憾的是，蔡桓公并不信，最终病入膏肓，无力回天。

河南省汤阴县伏道镇岗阳村有一座扁鹊庙，其正殿内绘有扁鹊行医的彩色壁画。

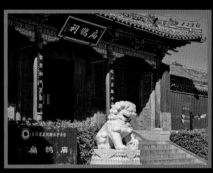

河北省邢台市也存有一座用于祭祀、拜谒医祖扁鹊的扁鹊庙。

神奇的四诊

相传，在前人医疗经验的基础上，扁鹊总结并创造出望、闻、问、切 4 种诊法。借助这 4 种诊法，医生可以顺利地诊断出病因。从观望到把脉，医生距离患者越来越近，诊断也越来越深入。医术高明的医生，仅仅靠观望患者就能知晓病情，如果实在难以察觉，才需要辅以其他手段。

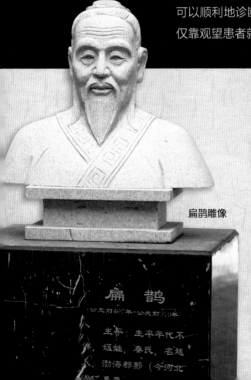

扁鹊雕像

扁鹊
（公元前407年-公元前310年）
生卒：生卒年代不□
□、姬姓，秦氏，名越□
渤海郡郑（今河北□

望 诊

患者一走进诊所，医生就会细细打量，观察他们的体态、神情和气色。当患者走动时，医生还会仔细观察他们的舌苔，以进行初步诊断。日常生活中，人们有时也会进行简单的"望诊"，比如当我们有一段时间面色泛白，爸爸妈妈就会要我们加强营养。

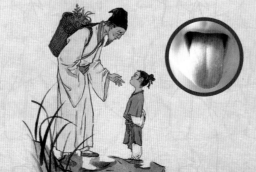

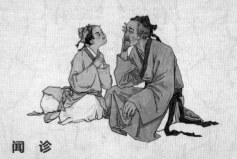

闻 诊

望诊过后，医生也许还会进行闻诊，既听声音，又闻气味。医生会着重听患者说话的声音（大小和强弱）、呼吸声、咳嗽声，甚至还会关注胃肠蠕动的声音。气味也是重要的诊断参考，比如有没有口臭，身上散发的气味是否异常。

不止一个扁鹊？

有些专家认为，扁鹊并不是专指一个人，而是古代一派医家的称号。他们像四处传递喜讯的喜鹊一样，给人们带去健康和快乐。

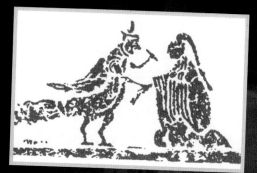

汉代画像石中神化为鸟身人面的扁鹊形象

知识加油站

和中医类似，西医也有4种传统的检查手段：视、触、叩、听。运用这4种方法，医生可以直接找到患者的病灶所在，以确定接下来的治疗方案。直到现在，西医最厉害的地方依然是准确找到病灶。

问 诊

患者的生活习惯和过去的经历也是重要信息，古代医生早就意识到这一点，所以十分重视问诊。患者有时会主动自述，医生也会查漏补缺，询问寒热感觉、身体疼痛、大小便、饮食等更多细节。明代医家张景岳为此还创作了一首问诊歌谣，方便医生记忆和应用。

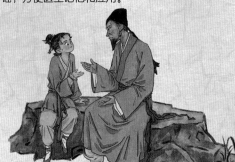

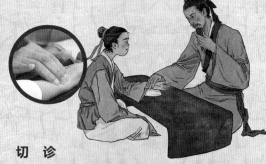

切 诊

最后，医生还会替患者切脉诊断。最早的脉诊，不仅要切按左右腕部的脉动，还要对比颈部的脉动，甚至足部的脉动。西晋时期，脉学专著《脉经》出版，里面系统阐述了24种脉象，成为后代医生参照的蓝本。

《脉经》书影

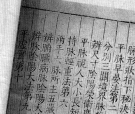

尿液知道答案

当你去医院看病时，医生可能会要求你验尿。收集微量的尿液，把它们装在小小的容器里，送到专门的检验科。在那里，经过先进仪器的检测，身体的各种信息快速显现出来，既高效又方便！其实用尿液诊断疾病，并不是现代医学的专利。很早以前，尿液就和疾病诊断息息相关了！

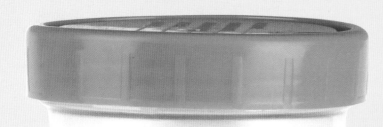

尿瓶：医学的象征？

到了中世纪，验尿一跃成为医学的主流诊断方法。那时，圆圆的玻璃尿瓶是医学的象征和符号。11世纪前后甚至有法律规定，医生如果没有给患者验尿，就会受到惩罚！倘若你走在中世纪的街头，看到患者拎着一个藤编的小篮子，里头放着的可能是盛满自己尿液的圆瓶。随着盖伦学派的衰落和医学科学的发展，从17世纪开始，验尿法逐渐"失宠"，不过后来的画家仍将玻璃尿瓶当作医学的象征。

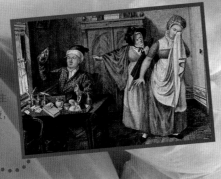

在中世纪，医生通过观察女性的尿液，来判断她是否怀孕。

早期的尿液分析

最早的验尿方法非常简单。患者把尿尿在地上，然后医生站在尿旁观察。如果地上的尿液引来昆虫，那就说明这个患者患有疖子。

从古希腊时期起，医生开始认真对待尿液。希波克拉底认为尿液是体液的滤液，如果尿液的表面有很多泡沫，那就说明患者的肾脏可能有问题。约公元1世纪，导尿先驱鲁弗斯前卫地提出，如果患者尿血，就意味着他的肾脏过滤血液的功能出现异常。公元7世纪，东罗马医生西奥菲勒斯主张通过加热来获取尿沉渣，他认为这些沉渣正是导致膀胱结石的"罪魁祸首"，并撰写了世界上第一部研究尿液的专著——《尿论》。

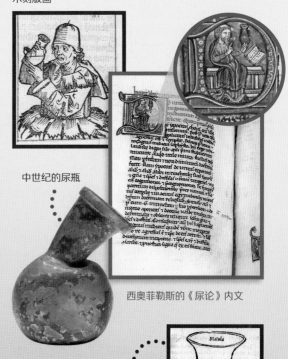

中世纪医生检查尿液的木刻版画

中世纪的尿瓶

西奥菲勒斯的《尿论》内文

尿液精算

收集尿液有技巧

11世纪，波斯医生伊斯梅尔建议，患者要借助一个干净的形似膀胱的大容器，在24小时内留取足量的尿液，而其间还要保证空腹和良好的睡眠。

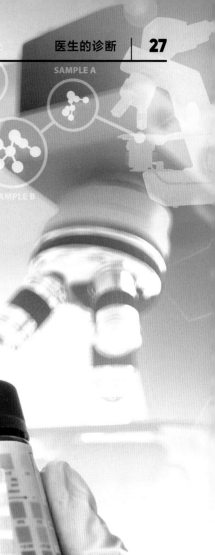

尿图谱

中世纪的验尿法依托于希波克拉底的体液论。在这张尿图谱上，20个小尿瓶均匀地排列在一个大圆圈内，外缘的文字记载有对应的病情。

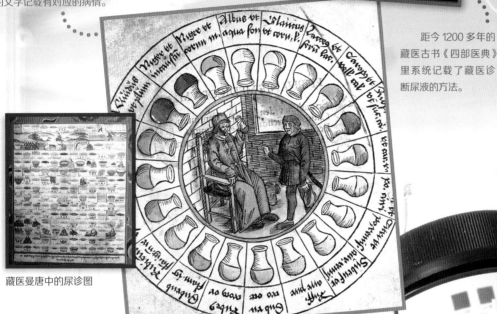

距今1200多年的藏医古书《四部医典》里系统记载了藏医诊断尿液的方法。

藏医曼唐中的尿诊图

尿图谱：疾病的色卡

从医学正式诞生起，医生就不忘利用图片来记录，以时时提示自己复杂的人体和疾病信息。统治中世纪医学上千年的验尿法，也有自己专属的图谱。那时，验尿图谱一般会画满装着不同颜色和质地尿液的小玻璃瓶，每一种尿都附有对应疾病的细致说明。与印度医学一脉相承的藏医也有验尿传统。在藏医曼唐中，我们也能看见相似的验尿图鉴。公元8世纪，中国藏医鼻祖宇陀宁玛·元丹贡布刻苦钻研尿诊理论，并积极实践，证明了尿液的颜色、泡沫、气味等能够鉴别疾病的原理，并将自己的发现详细载入了藏医经典著作《四部医典》。

尿液分析试纸常用于今天的尿检。

🔆 知识加油站

早期的医学把糖尿病的症状描述为"非常甜的尿"。由于那时缺少检验仪器，可敬的医生和科学家往往要"以身试法"，亲自"品尝"那些需要化验的"糖水"。

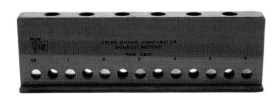

20世纪上半叶发明的尿糖比较器

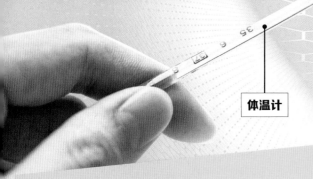

体温计

迎来物理学之光

早期的医学诊断就像侦探推理一样，医生得凭借细致的观察和思考，才能得出结论。至于准不准确，只能听天由命。要想精进医术，医生只能通过多多治病来积累经验。文艺复兴之后，医学终于迎来一位强有力的帮手——物理学，这种"猜一猜"的局面逐渐被打破。

"惊悚"的体温计

16世纪末期，在意大利帕多瓦大学任教的伽利略利用空气热胀冷缩的原理，发明了世界上第一支温度计——一根标有刻度的细长玻璃管。之后，他的医学界朋友桑克托留斯加以改进，将其用在了医学领域。桑克托留斯一改玻璃管原本细长笔直的模样，让它弯曲成有点儿惊悚的蛇状，玻璃管一端的圆球供患者含住，另一端插入盛水的容器内，以此测量体温。从此，度量观念迅速传播，量化医学诞生。今天，当我们感觉发热，只需在腋下夹一支小小的体温计，等上几分钟即可见分晓时，不妨想想桑克托留斯的杰出贡献。

医学"小喇叭"

很早以前，胸腔里"怦怦"的心跳声便引起了医生的注意，它们时快时慢，医生自然地将它们与疾病关联在一起。令人苦恼的是，听清心跳声并不容易，有时医生不得不把耳朵贴近患者的胸部，仔细聆听。1816年的一天，法国医生拉埃内克的诊所来了一位心脏不舒服的肥胖女士，直接听诊显然十分尴尬。正苦恼时，他突然想起曾经见过的一个有趣的游戏：一个孩子把耳朵贴在空心木头的一端，就能清楚地听到同伴在另一端用别针刮擦的声音。于是，拉埃内克将纸卷成一个圆筒，把其中一端贴在患者胸口，从另一端就可以清楚地听到心跳声。据此，拉埃内克设计出最早的木质听诊器。

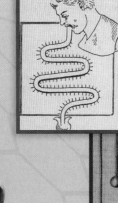

桑克托留斯的体温计

伽利略的空气温度计

17世纪诞生的温度计和湿度计

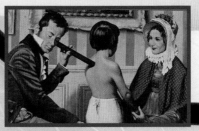

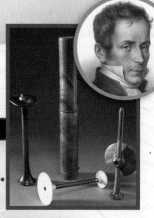

拉埃内克被尊称为"胸腔医学之父"，图片里，他正在用听诊器给患者做检查，这个简易的听诊器由一根空心管制成。

第一款听诊器问世不久，拉埃内克又制作了好几种类型的听诊器。后来人们不断更新材料，改变外观，各式各样的单耳听诊器闪亮登场。我们熟悉的双耳听诊器直到1851年才被发明出来。

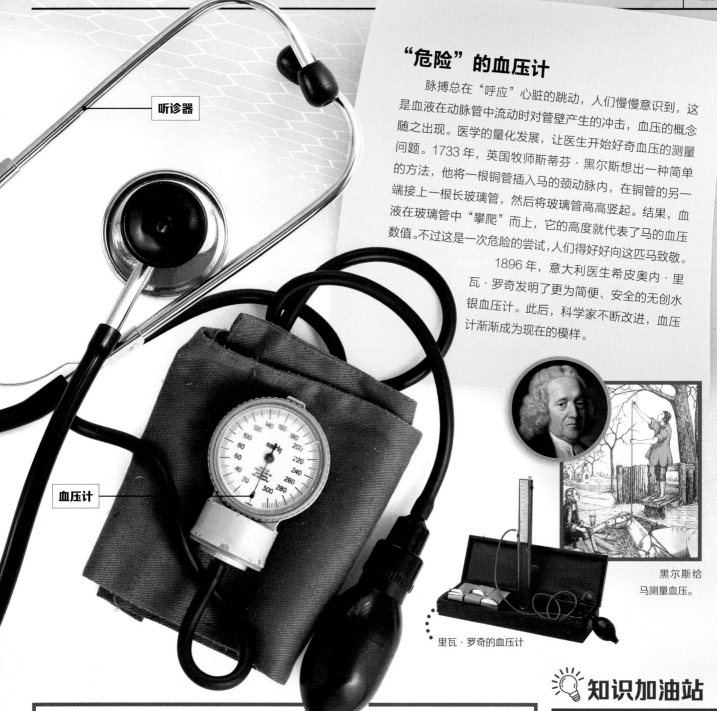

听诊器

血压计

"危险"的血压计

脉搏总在"呼应"心脏的跳动，人们慢慢意识到，这是血液在动脉管中流动时对管壁产生的冲击，血压的概念随之出现。医学的量化发展，让医生开始好奇血压的测量问题。1733 年，英国牧师斯蒂芬·黑尔斯想出一种简单的方法，他将一根铜管插入马的颈动脉内，在铜管的另一端接上一根长玻璃管，然后将玻璃管高高竖起。结果，血液在玻璃管中"攀爬"而上，它的高度就代表了马的血压数值。不过这是一次危险的尝试，人们得好好向这匹马致敬。

1896 年，意大利医生希皮奥内·里瓦·罗奇发明了更为简便、安全的无创水银血压计。此后，科学家不断改进，血压计渐渐成为现在的模样。

黑尔斯给马测量血压。

里瓦·罗奇的血压计

光学照亮医学

19 世纪以来，光学被广泛运用到医学诊断中，各式各样的医用光学仪器陆续问世。

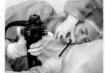
胃镜检查

耳镜检查

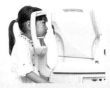
视力检查

1850 年，德国物理学家亥姆霍茨发明了专门用于检查眼睛的器械——检眼镜，开创了眼科学的新纪元。5 年之后，西班牙声乐教育家加西亚发明了喉镜，使患者口腔深处的病情也开始变得可视化。随后不久，膀胱镜、气管镜、胃镜纷纷问世。

知识加油站

长颈鹿是陆地上血压最高的动物，它们的血压是人类的2.5 ～ 3 倍！趴在地上的长颈鹿往往要经过 1 分钟左右，等血压平稳后，才能慢慢站起来。为了避免天敌乘虚而入，长颈鹿很少趴着睡觉。

寻找迷你的"捣蛋鬼"

瘟疫的暴发、传染病的流行，让人们很早就开始猜测，某些看不见的"小东西"会让人生病。但长久以来，医学的诊断器械都只能帮助人们看清肉眼可见的东西。直到显微镜被发明出来，这些"小东西"才真正进入人们的视野。

解密啤酒变质

虽然显微镜下的迷你世界已经可见，但人们压根儿没想到，这些"小东西"竟然能和疾病扯上关系。19世纪，巴斯德受委托解决葡萄酒和啤酒的变质问题。他多次前往制酒厂，反复地实验后，意识到啤酒的变质和发酵是一回事：它们都是由一些单细胞的小生物引起的。

在巴斯德的显微镜下，新鲜的啤酒里游动着一个个圆滚滚的淡黄色小球，它们是酿酒用的酵母菌。巴斯德又找来发酸的啤酒，结果发现其中酵母菌少了许多，它们去哪儿了？巴斯德仔细观察，发现酸啤酒里有许多细棒一样的小生物，它们和酵母菌长得很不一样。他把含有"细棒"的液体倒入牛奶中，牛奶很快就变酸了。就这样，破坏食物的坏蛋被揪了出来，它们就是乳杆菌。

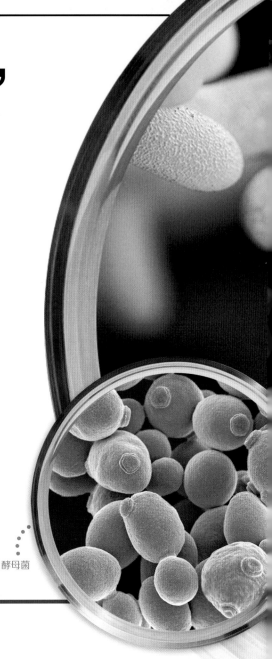

把烧瓶的尖嘴密封起来，就可以有效隔离空气里的细菌。

借用这些实验器具，巴斯德发现了酒变质的秘密。

酵母菌

消灭坏蛋细菌

不过，如何消灭那些"坏蛋"又成了问题，巴斯德继续研究。他发现只要把酒加温到 63℃，持续 30 分钟，就可以完全消灭这些"细棒"。这种方法很快传播开来，也就是我们熟知的"巴氏消毒法"。继发现啤酒变酸的奥秘之后，巴斯德又投入对更多微生物的研究之中。他推断，许多疾病都是由微生物引起的。后来，禽霍乱、炭疽病、狂犬病等疾病的病原体相继被发现，预防这些疾病的疫苗也被成功研制出来。

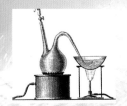

巴斯德的实验证明，发酵和变质都是由空气中的微生物引起的。

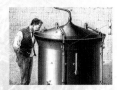

在巴斯德的建议下，啤酒厂改良了设备，啤酒因此很难接触到空气，也就不容易变质了。

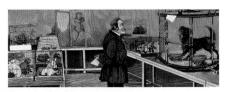

为了研究狂犬疫苗，巴斯德从感染狂犬病毒的病死家兔身上抽出脊髓，放入经消毒的干燥烧瓶中，14 天后取出并研碎加水，再将其注射到健康的狗身上。这些狗随后接触病毒，竟都没有染病。

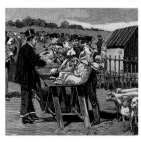

巴斯德给羊接种炭疽疫苗。

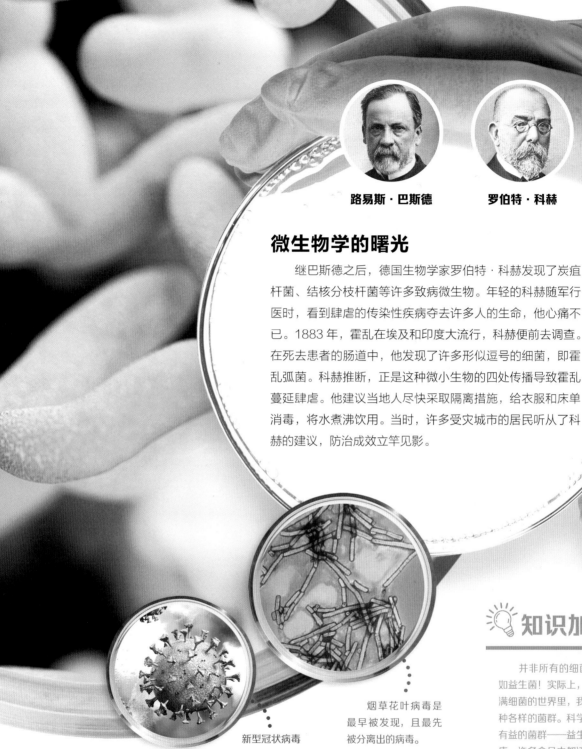

路易斯·巴斯德　　　罗伯特·科赫

微生物学的曙光

　　继巴斯德之后，德国生物学家罗伯特·科赫发现了炭疽杆菌、结核分枝杆菌等许多致病微生物。年轻的科赫随军行医时，看到肆虐的传染性疾病夺去许多人的生命，他心痛不已。1883年，霍乱在埃及和印度大流行，科赫便前去调查。在死去患者的肠道中，他发现了许多形似逗号的细菌，即霍乱弧菌。科赫推断，正是这种微小生物的四处传播导致霍乱蔓延肆虐。他建议当地人尽快采取隔离措施，给衣服和床单消毒，将水煮沸饮用。当时，许多受灾城市的居民听从了科赫的建议，防治成效立竿见影。

新型冠状病毒

烟草花叶病毒是最早被发现，且最先被分离出的病毒。

💡 知识加油站

　　并非所有的细菌都是"坏蛋"，比如益生菌！实际上，我们生活在一个充满细菌的世界里，我们的身体中也有各种各样的菌群。科学家发现，正是这些有益的菌群——益生菌守护着我们的健康。许多食品中都添加了益生菌，以帮助我们的肠道更好地消化、吸收食物。

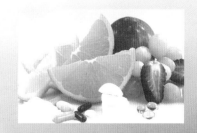

新的威胁与征程

　　19世纪末，虽然人类已经用显微镜看到许多病菌，找到了一些传染病的根源，但麻疹、脊髓灰质炎、天花、流感等疾病流行的原因，人们仍然不明了。科学家认为，这些疾病背后的"凶手"实在太小，连显微镜都难以让它们现形，于是将它们称为病毒（virus），意思是传播疾病的活液。20世纪30年代，在电子显微镜的帮助下，科学家才真正看见了病毒。从此，病毒的定义也从"活液"转变成一类更小、更简单的微生物"实体"。

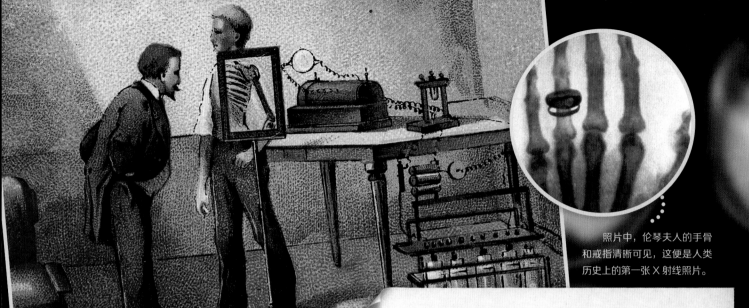

照片中，伦琴夫人的手骨和戒指清晰可见，这便是人类历史上的第一张X射线照片。

伦琴在他的实验室测试X射线。

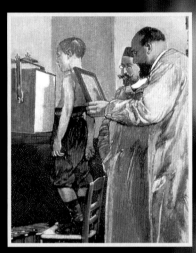

很快，X射线开始用于诊断疾病。

"聪明"的设备

医院里，听诊器和血压计随处可见，医生可以随时用这些仪器为你检查身体。然而，要想弄清楚身体内部病痛的缘由，那就得依靠更为先进的设备。你得前往医院的影像科。一番检测过后，你会得到一张神秘的身体"照片"！

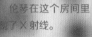

伦琴在这个房间里发现了X射线。

死亡光线与医学福音

1901年，第一届诺贝尔物理学奖颁给了德国物理学家伦琴：1895年，他在进行阴极射线实验时，发现了一种新的光线。这种神奇的光线能让照相底片在黑暗中感光，伦琴给它起了个名字——X射线（又叫"伦琴射线"）。

不久之后，伦琴用X射线拍摄了一张"美丽"的照片——他夫人的手。一种看不见的射线居然可以"透视"人体结构，这在当时简直是天方夜谭。没过多久，X射线就传遍了世界，医生开始试着用它查看患者的骨骼和其他身体结构。然而，人们很快发现，X射线会造成皮炎、溃疡、脱发等严重症状！为了消除这些不良影响，人们不断改进X射线机器，并发明出各种保护措施，最终让它得以变成既安全又好用的医学仪器。

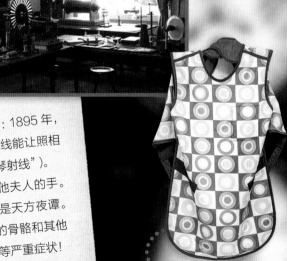

防止X射线辐射的彩色铅围裙

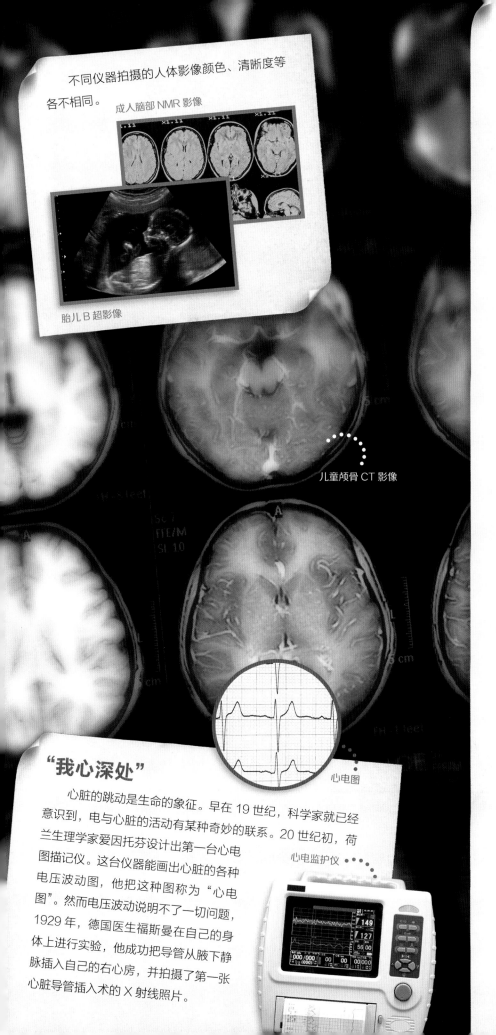

不同仪器拍摄的人体影像颜色、清晰度等各不相同。

成人脑部 NMR 影像

胎儿 B 超影像

儿童颅骨 CT 影像

可见的不只是骨头

有了声、光、电多个领域先进技术的支持，医学越来越追求"看见"人体内部的世界。医生显然不再满足于 X 射线对骨骼和部分内脏的简单成像。

20 世纪上半叶，超声探测和定位技术不断发展，在成功用于水下潜艇探测后，医学家把它搬上了医学检测的舞台。1950 年，美国科学家伊恩·唐纳德发明出能够给内脏拍出黑白照片的仪器，也就是我们现在常说的"B 超"。有了 B 超，人们第一次看见了母亲腹中胎儿的模样。几十年后，多普勒彩超技术问世，内脏照片也随之由黑白变成为彩色。

核磁共振（NMR）

20 世纪 50 年代，美国科学家首次发现了核磁共振（NMR）现象。运用核磁共振技术，人体像一层层切片一样，所有内部结构的剖面都清晰可见。核磁共振技术的发展，让肿瘤的检测和诊断不再模糊，也让无数患者得以尽早获得治疗。

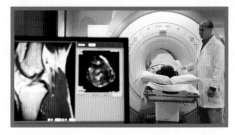

计算机体层摄影（CT）

20 世纪中期，物理学家科马克和电机工程师豪恩斯菲尔德发现，如果从不同角度对人体进行 X 射线扫描，再用计算机重新构图，就可以得到一张更清晰的、有各种器官组织的照片。于是他们计算了人体不同组织对 X 射线的吸收情况，最终在 1972 年发明了第一台 CT 机。

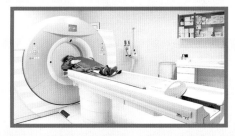

心电图

心电监护仪

"我心深处"

心脏的跳动是生命的象征。早在 19 世纪，科学家就已经意识到，电与心脏的活动有某种奇妙的联系。20 世纪初，荷兰生理学家爱因托芬设计出第一台心电图描记仪。这台仪器能画出心脏的各种电压波动图，他把这种图称为"心电图"。然而电压波动说明不了一切问题，1929 年，德国医生福斯曼在自己的身体上进行实验，他成功把导管从腋下静脉插入自己的右心房，并拍摄了第一张心脏导管插入术的 X 射线照片。

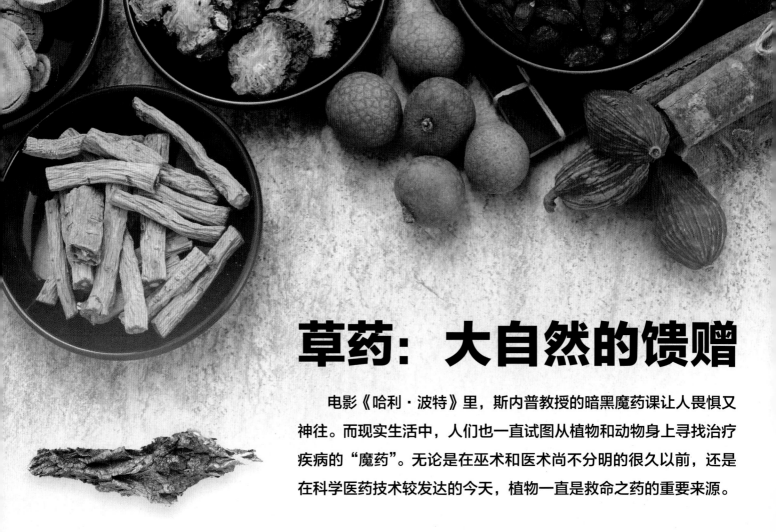

草药：大自然的馈赠

电影《哈利·波特》里，斯内普教授的暗黑魔药课让人畏惧又神往。而现实生活中，人们也一直试图从植物和动物身上寻找治疗疾病的"魔药"。无论是在巫术和医术尚不分明的很久以前，还是在科学医药技术较发达的今天，植物一直是救命之药的重要来源。

植物的魔力

古埃及的纸莎草纸上记录着把杜松枝磨碎，用其汁液治疗眼疾的方法。古埃及药剂师的处方中还常常含有一些神秘成分，如"月神羽""天堂眼"等，人们猜测，这些其实只不过是一些普通植物的别称。公元前 4 世纪，亚里士多德的学生泰奥弗拉斯托斯打开了植物学研究的大门。公元 1 世纪，古罗马第一部药典诞生。此后，阿拉伯的医生又为这部药典补充了东方医学的智慧，这也是为什么我们今天还能在西方的本草学中看到许多亚洲风味的草药。

偶然的尝试

从古罗马时期起，疟疾就在欧洲肆虐，那时人们完全不知道如何有效治疗。16 世纪，西班牙传教士在美洲发现，当地原住民常用金鸡纳树皮治疗热病，于是把它带回欧洲，用于治疗疟疾，结果效果显著。后来，清朝康熙皇帝感染疟疾，传教士还进献金鸡纳树皮治好了他的病。

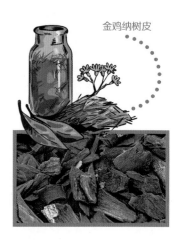

金鸡纳树皮

杜松枝

埃伯斯纸草书

随着纸莎草纸的发明，古埃及有了和医学相关的文稿。其中最有名、最完整的大概就是《埃伯斯纸草书》了。它大约成书于公元前 1550 年，以 19 世纪考古学家格奥尔格·埃伯斯的名字命名。《埃伯斯纸草书》中记载有约 700 种药物和配方。

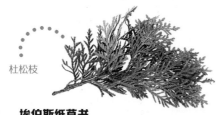

寻找替代品

在儒勒·凡尔纳的小说《神秘岛》中，由于找不到金鸡纳树皮，斯皮列特建议用柳树皮来治疗哈伯特的热病。其实，这个情节并非杜撰。早在 1763 年，英国牧师爱德华·斯通便发现，柳树皮可以退烧。而这个民间偏方，就是后来大名鼎鼎的特效药——阿司匹林的来源。

柳树树皮

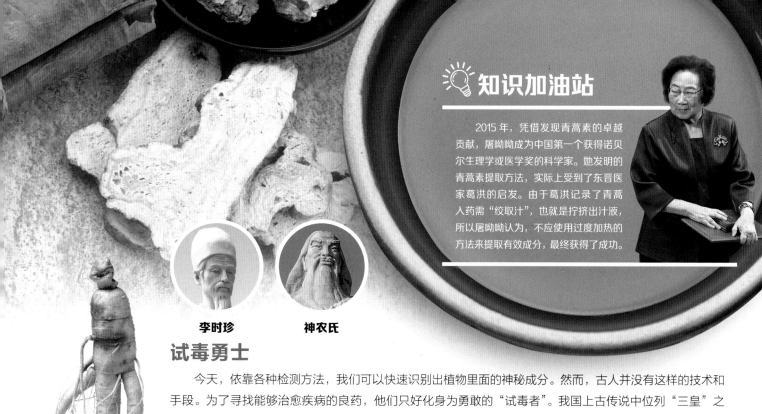

李时珍　　　　神农氏

试毒勇士

今天，依靠各种检测方法，我们可以快速识别出植物里面的神秘成分。然而，古人并没有这样的技术和手段。为了寻找能够治愈疾病的良药，他们只好化身为勇敢的"试毒者"。我国上古传说中位列"三皇"之一的神农氏就亲尝百草，确定药性，为百姓消灾祛病。明代药物百科全书《本草纲目》里的药物，也有不少是李时珍亲试，赌上性命换来的宝贵经验。

传承千年的智慧

即便在今天，找中医看病开药，你仍会拿到一大包，甚至几大包草药。里面除了有各种树叶、树皮、根茎，有时还会有蝉、蚯蚓、蜈蚣、蝎子，以及其他一系列不可名状的东西。把它们拿回家，熬煮一番，就得到了黑色的汤药。然而，正是这道"黑暗料理"，治愈了许多让现代医学都束手无策的疾病。

人参根须常用作中药材。

"黑汤"很讲究

中药的使用非常讲究，大体上要经历选材、配药、碾制、煎熬 4 个步骤。

选材　　　配药　　　碾制　　　煎熬

"黑汤"演变史

在传统药物疗法里，中药恐怕是连续使用时间最长的。几千年来，中药的使用方法都没有太大改变。

西 汉

《神农本草经》记载了大量植物、动物、矿物的特殊功效。人们发现，将不同的药物搭配在一起能产生更好的效果。

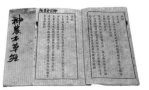

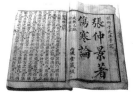

东 汉

医圣张仲景在《伤寒论》中记载了 100 多种配合方剂的治疗功能，许多配方一直沿用至今。

南北朝

《雷公炮炙论》问世，这本书全面介绍了中药炮制技术和经验。

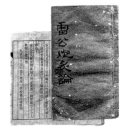

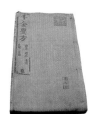

唐 代

药王孙思邈撰写的《千金要方》记载了多种特效药物，以及采药时节、药物干燥和保存等知识。

明 代

李时珍完成《本草纲目》的撰写，它成为中国药物百科全书。

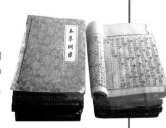

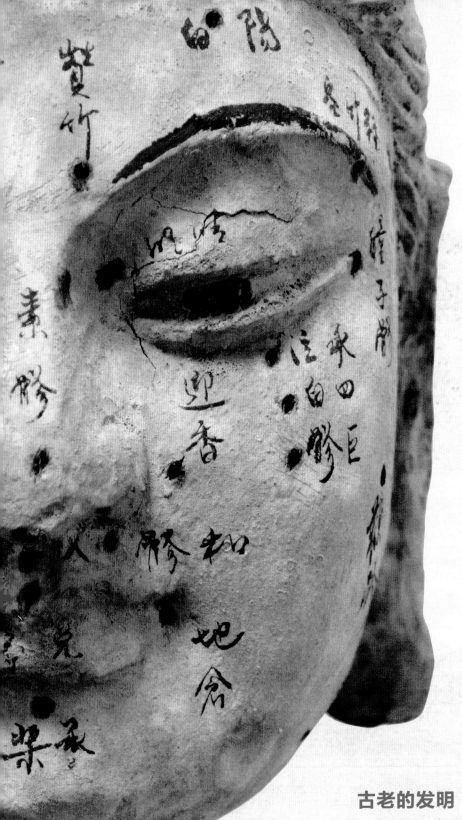

针灸：千年技艺

在古代中国，除了口服煎煮好的草药治疗疾病外，还有一种更直接的治疗方法。它看上去和今天我们熟悉的打针很相似，用的却是细如发丝的银针。把它们扎在身体不同的部位，非但不会疼痛，反而很舒适。一直到今天，中医还在使用这种方法治疗疾病，这就是"针灸"。

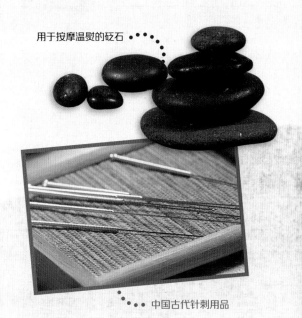

用于按摩温熨的砭石

中国古代针刺用品

古老的发明

在原始社会，我们的祖先无处寻医问药，如果生病了，只能从生活经验中寻找治疗方法。人们发现，当皮肤上长了肿块，或身体某些地方感到疼痛时，用尖石头把肿块割开，或者用圆石头按摩疼痛的地方，就能减轻痛苦，这些石头后来被称作"砭石"。学会使用火之后，人们也用火烤的方式来缓解病痛。

再后来，人们懂得了冶炼金属，开始制作尖针，来代替早期的石块，针灸的针就这样诞生了。当单纯用火烤不足以治病时，人们发现用草药在皮肤上方灼烧有更好的疗效，灸法随之形成。

知识加油站

2010 年 11 月 16 日，中医针灸列入了人类非物质文化遗产。

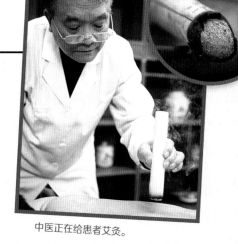

艾条

针灸的演变

我们常说的针灸，其实是针刺和灸法的合称。针刺，顾名思义，就是用针刺体表的方式来治病。古代的针大多为青铜针、金针、银针、铁针，近现代才出现不锈钢针。今天，医生使用的针十分精巧，有些甚至像发丝一样细软，刺进皮肤时，人们丝毫不会感觉疼痛。

灸法大多为艾灸，医生在患者体表上方燃烧混有草药的艾条，来熏蒸腧穴或患处，以达到治疗效果。最早的艾灸十分简陋，医生直接把艾绒捏成圆锥状，平放在皮肤上，慢慢燃烧熏蒸。这些圆锥状的艾绒下面也可以铺上生姜片、盐、药粉，这样一来就会温而不烫。后来，艾绒被卷入纸中，制成长长的艾条，医生可以像握笔一样将它轻轻握住，然后在皮肤上方熏烤，这样既安全卫生，又很有疗效。

中医正在给患者艾灸。

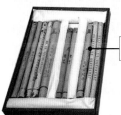

艾 条

知腧穴，得疗效

一个成人的皮肤如果铺展开来，可能有一扇门那么大。那么，该在身体什么地方进行针灸治疗呢？经过上千年的经验总结，古代医生记录下对疾病治疗最有效的部位，把它们称为腧穴，腧穴之间的诸多连线就被称作经脉。根据《黄帝内经》的记载，人有12条经脉，分别对应着不同的内脏。

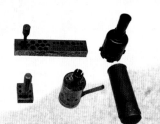

中国现存最早专门介绍针灸的专著《针灸甲乙经》诞生于公元282年。

会"针灸"的动物

很多动物也会给自己做"针灸"！很早以前人们便发现，动物受伤或生病的时候，会自己寻找治疗的办法。有的动物会吃某些特殊的草药，有的会在粗糙的树干上蹭来蹭去，刺激皮肤。这种摩擦刺激的方式和砭石治疗疾病的原理十分相似。

神秘的针灸铜人

北宋时期，医官王惟一铸造出两具针灸铜人，作为针灸的标准和考试用具。铜人的身高与正常男子相仿，经脉和腧穴遍布铜人全身，每处腧穴都凿有小孔。据记载，考试前，铜人体表被涂上一层厚厚的黄蜡，所有的经脉、腧穴被遮挡起来，这些小孔内部也事先被注入液体，考生凭借平时的学习和记忆扎针。如果扎准了腧穴，里面的液体就会流出来，如果扎错了，液体便不会流出。这一神奇的功能让针灸铜人充满魅力。

这个针灸铜人曾经可能是教学、考试的工具。

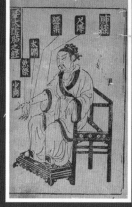

1026年，王惟一撰成《铜人腧穴针灸图经》3卷，图为元代刊本。

寻找合谷穴

让我们一起来找找合谷穴，体会一下按压这个地方的感觉，是不是觉得很酸胀呢？这也是古代医生确定腧穴在哪里的重要依据哟！

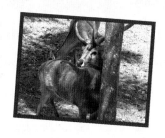

改造身体的手术

"手术"这个词听上去很现代，可实际上，它并不是近现代医学发展的产物。说起手术的起源，甚至可以向前追溯1万年。当然，在没有科学之光照耀的黑暗时代，手术并不美好，甚至令人闻风丧胆。

"大开脑洞"的环钻术

欧洲考古学家在一些6000年前，甚至10 000年前的古代人类头骨上，发现了整齐的小圆洞。经考古研究证明，这些人被"脑洞大开"后还活了很多年。这种在头骨上开洞的技术叫作"环钻术"。不过，它并非原始社会的专属，直到20世纪，有些人依旧相信，把颅骨钻开，在里面搅一搅，就能治疗某些疾病。

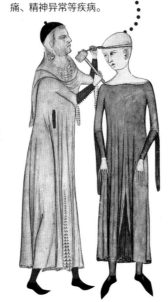

中世纪的医生也经常使用环钻术，以治疗头痛、精神异常等疾病。

这个男性头骨上有个清晰可见的孔，据科学家考证，它距今已有5400～5500年。

最早的整形外科

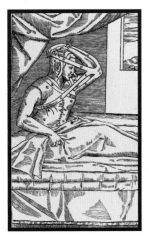

古印度的医生精通各种高难度手术，如白内障拔除术、结石切除术、开胸排脓术、小肠修补术、截肢手术……其中，要数整形手术，特别是鼻子、嘴唇和耳朵的重建手术最引人注目。由于古印度会以割掉鼻子的方式来惩罚特殊的罪犯，制作新鼻子就发展成了一个热门行业。医生将患者额头或手臂处的皮肤移至鼻子的位置，安置好并缝合，帮助他造一个新鼻子。

取上臂内侧的皮肤十分麻烦，需要将手固定在脑袋上，切取一块皮瓣，将其一端缝在鼻子上，另一端不切断。等皮瓣在鼻子上长好以后，再切断蒂部，把手放下来。

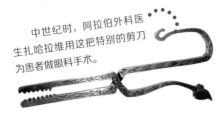

中世纪时，阿拉伯外科医生扎哈拉维用这把特别的剪刀为患者做眼科手术。

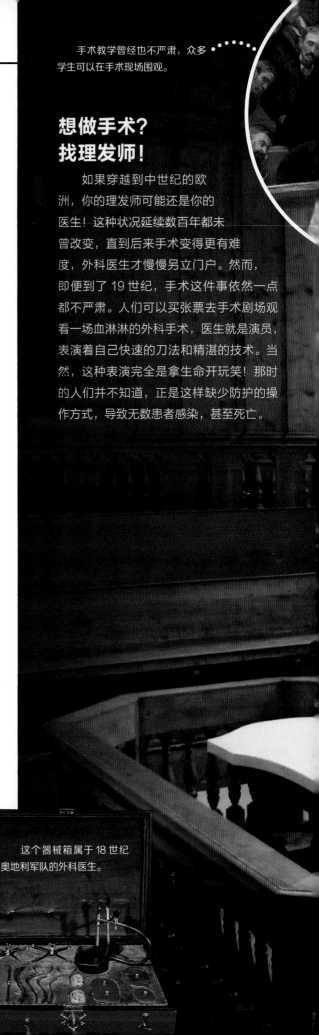

手术教学曾经也不严肃，众多学生可以在手术现场围观。

想做手术？找理发师！

如果穿越到中世纪的欧洲，你的理发师可能还是你的医生！这种状况延续数百年都未曾改变，直到后来手术变得更有难度，外科医生才慢慢另立门户。然而，即便到了19世纪，手术这件事依然一点都不严肃。人们可以买张票去手术剧场观看一场血淋淋的外科手术，医生就是演员，表演着自己快速的刀法和精湛的技术。当然，这种表演完全是拿生命开玩笑！那时的人们并不知道，正是这样缺少防护的操作方式，导致无数患者感染，甚至死亡。

这个器械箱属于18世纪奥地利军队的外科医生。

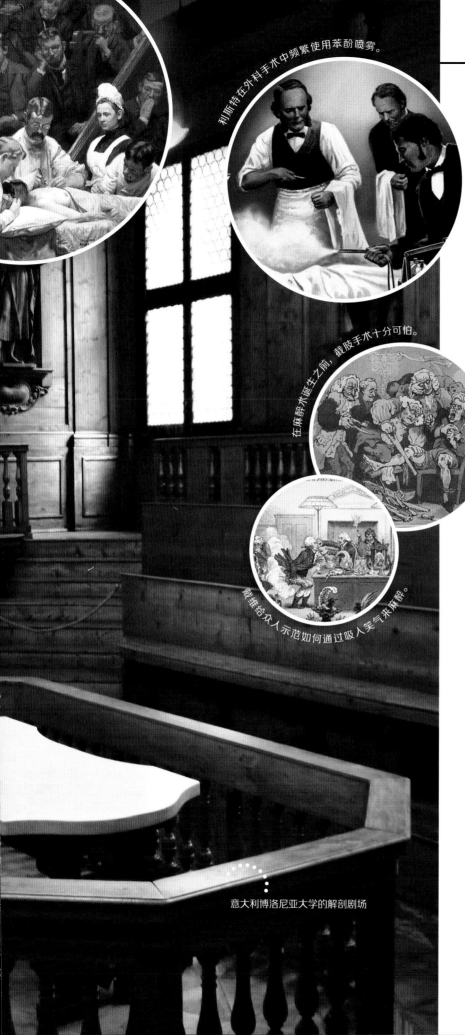

利斯特在外科手术中频繁使用苯酚喷雾。

在麻醉术诞生之前，截肢手术十分可怕。

戴维给众人示范如何通过吸入笑气来麻醉。

意大利博洛尼亚大学的解剖剧场

消毒：让手术变干净！

在"疾病是由病菌引起的"这一理论问世之后，英国外科医师约瑟夫·利斯特提出了改写外科手术历史的概念——灭菌。1865年，利斯特进行了第一次试验，他给手术室、手术台和手术器械都喷洒了灭菌的苯酚溶液，结果患者的伤口并未感染。人们慢慢发现，医生改为术前洗手，并在术中用苯酚消毒后，手术的死亡率大大降低。由此，才出现了今天的无菌手术室。

麻醉：患者的福音

麻醉术的发明可谓是患者的又一大福音！在很多古代文明中，麻醉术都曾出现过，但效果并不理想。直到18世纪末，英国化学家汉弗莱·戴维发现氧化亚氮（又叫笑气）可以麻痹疼痛，手术才开始变得温柔起来。然而笑气会对患者造成伤害，人们只好继续探索更加可靠的麻醉方法，乙醚、氯仿等陆续被试用，但它们也都或多或少有害健康。后来，可卡因一度成为最可靠的局部麻醉剂。

🔆知识加油站

进手术室前，外科医生会换上一身绿色或蓝色的衣服。他们为什么不像日常一样穿白大褂呢？这是因为在手术过程中，患者的血液和内脏大多是红色，医生长期盯着看，容易产生视觉疲劳，难以辨别各个部位之间红色的细微差别。如果同伴穿上绿色或蓝色的衣服，就可以时不时抬眼看一下对方，以改善视觉灵敏度，辨认红色的细微差别，减少手术时意外的发生。

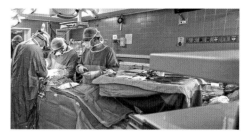

今天的手术室拥有良好的灭菌环境，并配备了专业的设备和仪器。

人痘接种术

　　天花的肆虐让人们明白，大规模的流行病不会区分所谓的阶层。于是，人们开始正视流行病，研究抵御方法和制作疫苗。早在16世纪之前，中国就已经出现了人痘疫苗。其中一种方法是挤出天花患者身上脓包里的胞浆，用棉花沾上一点，然后塞进健康人的鼻孔内，这样一来，还没得病的人就能获得免疫。由于人痘疫苗效果显著，当时，中国周边的不少国家都派人前来学习。慢慢地，这种方法传到中东地区，又传到英国。到18世纪，人痘接种术已在西方世界广泛使用。

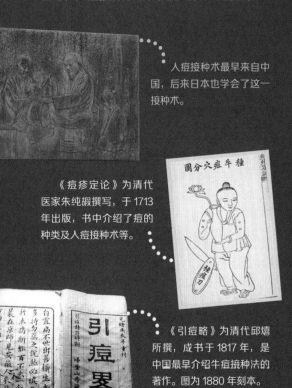

人痘接种术最早来自中国，后来日本也学会了这一接种术。

《痘疹定论》为清代医家朱纯嘏撰写，于1713年出版，书中介绍了痘的种类及人痘接种术等。

《引痘略》为清代邱熺所撰，成书于1817年，是中国最早介绍牛痘接种法的著作。图为1880年刻本。

天花患者全身布满脓包。

18世纪使用的天花痘浆接种器

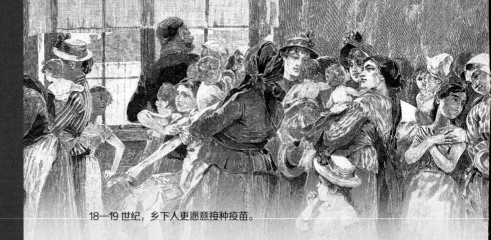

18—19世纪，乡下人更愿意接种疫苗。

疫苗：健康保护盾

　　婴儿出生后，就会陆续接种各类疫苗。如今，针对小儿麻痹症、破伤风、百日咳、流行性腮腺炎、麻疹等疾病的疫苗接种已十分普遍。在这些疫苗的保护下，人类已经很少遭受大规模的瘟疫肆虐。

长久的误解

　　在并不遥远的过去，疫苗一直被当作不洁的象征，人们认为接种疫苗会污染自己纯净的身体。接种疫苗之后，皮肤上留下的疤痕也曾被视为"野兽的标记"。随着对外殖民扩张，欧洲人把传染病都归咎于少数民族群体和被奴役的下等人，他们自视高贵，认为自己不会沾染这些疾病，只有下等人才需要接种疫苗。

接种"牛痘"

　　英国人爱德华·詹纳发现，挤牛奶的女工会得一种叫作牛痘的病，但得过牛痘的人都不会感染天花。1796年，詹纳从一名挤奶女工手上的牛痘疮中取出脓液，接种到一个名叫詹姆斯·菲普斯的8岁男孩手臂上。许多年过去了，詹姆斯一直都没有感染过天花。因为有了疫苗，如今天花已经彻底销声匿迹。

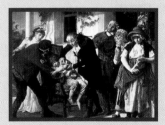

詹纳的牛痘接种实验成功地帮助许多人预防了天花病毒。

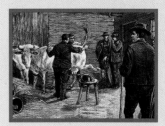

乡村医生给奶牛接种疫苗。

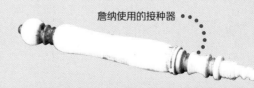

詹纳使用的接种器

从鸡蛋里"孵"出疫苗

许多流行病的疫苗都是活疫苗，也就是经过减毒的、活生生的病原体。那么，在注入人体之前，如何培养这些疫苗就成了难题。

1930 年，美国科学家欧内斯特·古德帕斯丘发现，鸡蛋是孕育生命的完美温床，致密的蛋壳将胚胎包裹得严严实实，胚胎得以免受外部细菌干扰。有没有可能把鸡蛋当作疫苗培养的器皿呢？经过长期的试验和改造，一种安全可靠的鸡蛋——无特定病原体鸡蛋（简称 SPF 鸡蛋）问世了。用这种特殊的鸡蛋，科学家培养出了麻疹、黄热病、流行性腮腺炎的减毒活疫苗，甚至还有狂犬病、蜱媒脑炎等灭活疫苗。

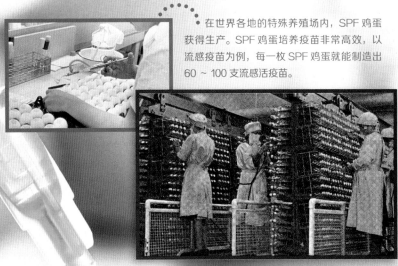

在世界各地的特殊养殖场内，SPF 鸡蛋获得生产。SPF 鸡蛋培养疫苗非常高效，以流感疫苗为例，每一枚 SPF 鸡蛋就能制造出 60 ~ 100 支流感活疫苗。

20 世纪初，奶瓶是常用的疫苗培养皿。

疫苗的诞生

❶ 政府医疗卫生机构将病毒株送到疫苗生产厂。

❷ 病毒株被注射到 SPF 鸡蛋胚胎中，在其中大量繁殖。

❸ 科学家从鸡蛋胚胎中提取含有病毒株的液体。

❹ 科学家对提取液进行灭活和纯化处理。

❺ 纯化后的病毒是疫苗的主要成分，能让身体产生抗体。

❻ 经过一系列的检验和批准后，疫苗流入市场。

知识加油站

儿童的免疫系统功能较弱，是各类疾病的易感人群。为了让每一个宝宝都免遭病菌、病毒的侵害，各个国家都有对新生儿注射疫苗的规定。根据我国的儿童免疫程序，婴儿从出生到儿童期，至少要注射 12 种不同疾病的疫苗。

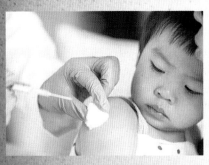

医学之最：最甜蜜的药

伟大的科学家顾方舟研究出可以口服的"活"疫苗，并把它做成糖丸，让孩子们更容易接受，这种疫苗迅速在全国范围内推广开来，使无数孩子免受小儿麻痹症（也称"脊髓灰质炎"）之苦。顾方舟也因此被亲切地称为"糖丸爷爷"。

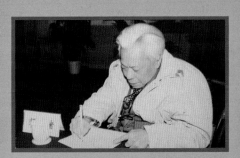

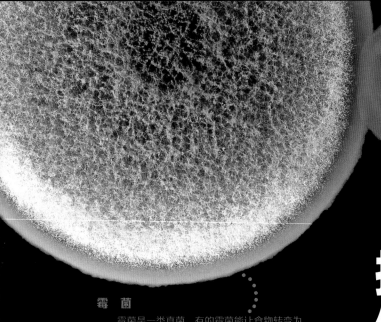

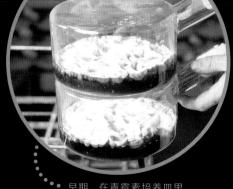

早期，在青霉素培养皿里，霉菌会快速生长，形成一层皱巴巴的"毡"。

霉菌

霉菌是一类真菌，有的霉菌能让食物转变为有毒物质，危害身体健康。

抗生素:
像魔弹一样

20 世纪初，人们对于细菌能引发疾病的观念已不再陌生。借助各种显微镜，人们能看清各种致病菌的模样。然而，这依旧阻止不了它们兴风作浪，人们顶多只是明白了"为什么"，却不清楚有什么东西能够"消灭"这些坏家伙。

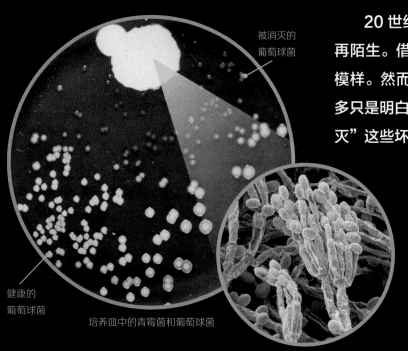

被消灭的葡萄球菌

健康的葡萄球菌

培养皿中的青霉菌和葡萄球菌

显微镜下的青霉菌

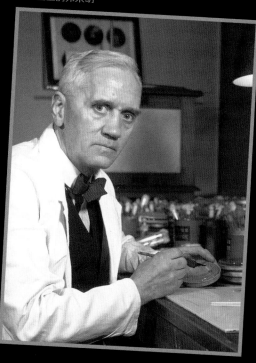

实验室里的弗莱明

秘密"武器"——青霉素

1928 年，来自苏格兰的亚历山大·弗莱明在伦敦圣玛丽医院医学院做研究工作。有一次，他从法国度假一段时间后回到实验室，发现之前培养的葡萄球菌忘记把它扔掉了，上面长出了一些毛茸茸的蓝绿色霉花。弗莱明发现培养皿中的葡萄球菌生长很好，唯独在蓝绿色霉花边上葡萄球菌几乎消失了踪影。他意识到，可能出现了某种了不起的东西。仔细研究后，他终于发现能杀死葡萄球菌的是青霉菌，它在代谢时产生的某种东西有抑菌作用，这种抑菌物质就是青霉素。

青霉素刚被发现的时候，由于粗提物的量有限，并没有引起太多的关注。不过，仍有一些有心人在留意这项工作。1940 年，英国生物化学家钱恩和病理学家弗洛里成功提取到纯化了的青霉素，并验证了青霉素可以治疗细菌感染。很快，青霉素实现了量产，成为拯救伤病患者的良药。

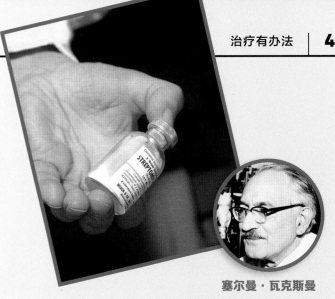

染缸里的药——磺胺

有些染料也有很强的杀菌作用！1932 年，在德国法本公司实验室工作的格哈德·多马克发现，一款名叫百浪多息的红色染料可以控制链球菌感染。没过多久，科学家鉴定出是一种合成物质在发挥作用，而这种物质早在 1908 年就被人工合成了，它就是磺胺。自此，一系列磺胺类药物相继诞生，多马克也因为发现百浪多息的抗菌作用，获得 1939 年诺贝尔生理学或医学奖。

格哈德·多马克

塞尔曼·瓦克斯曼

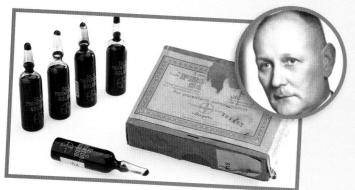

泥土里的药——链霉素

20 世纪初，美国微生物学家塞尔曼·瓦克斯曼投身到土壤微生物的研究之中，先后发现了多种具有灭菌作用的物质，并把它们统称为"抗生素"。1943 年，瓦克斯曼和学生艾伯特·沙茨发现，从灰色链霉菌中分离出的物质竟然可以抑制结核分枝杆菌生长！这种物质就是抗结核病的特效药——链霉素。自此，肺结核的死亡面纱揭开，结核病不再像以前那样令人生畏。

 ## 知识加油站

不用再上魔山

1924 年，德国小说家托马斯·曼的长篇小说——《魔山》出版，5 年后斩获了诺贝尔文学奖。在小说中，托马斯想象出一个肺结核患者的避难所——魔山。但魔山并非完全是虚构的，他的创作灵感来自达沃斯的一家疗养院。当时，医生对肺结核治疗束手无策，除了建议患者上山静养，也没什么更好的办法。

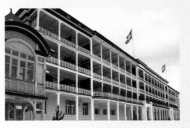

抗生素滥用的危机

在医学高速发展的今天，各种特效药相继问世，人类能够预防的疾病越来越多。但为什么一些奇奇怪怪的新型疾病仍接连出现？

事实上，作为地球上最原始的居民，微生物一直是守护自然环境的"主力军"。而疾病，则可以视为自然选择的手段之一，维持着不同生物体之间的平衡。然而，抗生素的出现抑制了许多微生物的生长与散布，打破了这一原始的平衡，也破坏了人体原有的免疫机能。自然界中的微生物只好不断适应新环境，甚至发生变异，成为功能更强的病原体；而人们又常常过多使用抗生素，对抗一些微小的疾病。在这种恶性循环下，更为凶险的微生物与强度更大的新药成了彼此助长的"帮凶"。因此，抗生素不是万灵药，必须严格遵循医嘱，在真正有必要的时候再服用。

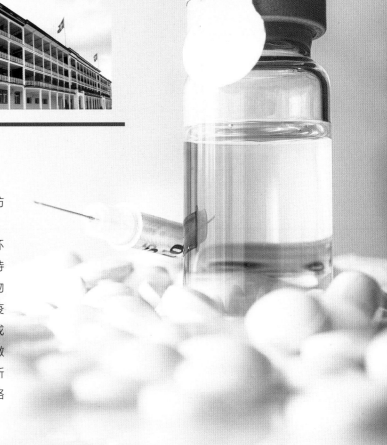

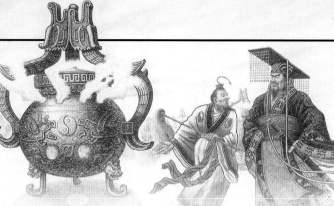

为了长生不老，秦始皇长期服用仙丹，最终可能恰恰死于仙丹里的毒药。

真相以前的可怜患者

人们面对疾病早已不再恐惧万分，因为我们有能应对大多数普通疾病的特效药物，有各种理疗和外治法缓解病痛，也有正规的医院和医生来进行专业的治疗。但回顾过去，你很难猜到生病的人会经历些什么。

夺命仙丹

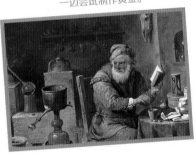

炼金术士一边看参考书，一边尝试制作黄金。

在《西游记》中，太上老君的炼丹炉成就了孙悟空的火眼金睛。在古代，炼丹炉炼出的仙丹可以长生不老的传说流传已久。古今中外，无数人倾尽一生，寻找灵丹妙药，甚至不少帝王因服用丹药，最后失去性命。仙丹表面泛着一层金灿灿的光泽，因此也被称作金丹，这种光泽多来源于有剧毒的汞化物。有些丹药中还会加入铅、砷等，在今天看来，这可谓是"夺魂丹"了！中世纪时期，炼金术在西方盛行，许多炼金术士都坚信有一种圣石能随心所欲地把贱金属炼成金，而且这种石头能使人长生。

吸烟疗法

吸烟能治百病？这听起来简直无比荒谬。但从烟草的历史来看，这并非空穴来风。15 世纪，当哥伦布的航船抵达古巴岛时，他发现当地人通过焚烧烟叶祛病消毒，如果大量吸入这种烟，还会进入丧失知觉的状态。烟草由此传入欧洲，医生开始开发烟草这种植物的医药用途。

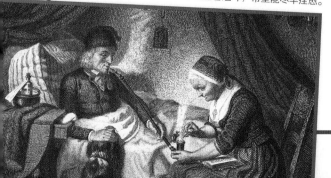

康复期的男人在床上抽着烟斗，希望能尽早痊愈。

起初，人们相信烟草能治疗各种疾病，甚至包括癌症，一时之间，烟草在欧洲被吹捧成万灵药。到了 16 世纪，用烟叶研磨而成的鼻烟粉进入宫廷，成为贵族享用的时尚药物。人们对烟草的医药用途谬传了几百年之久，其间甚至有医生亲自为烟草代言。

18 世纪，英国出现了"烟雾灌肠疗法"——把焚烧烟草的烟吹进屁股，据说可以让溺水的人复苏。

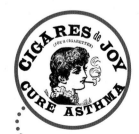

CIGARES de JOY
(JOY'S CIGARETTES)
CURE ASTHMA

19 世纪，商家将雪茄宣传为一种可以缓解哮喘和支气管炎的药物。

冷冷的水疗

许多在今天看来十分荒诞的疗法都源于巧合，19世纪风靡一时的"冷水疗法"就是典型例子。所谓"冷水疗法"，简单地说，就是用冷水治病。它的发明人文岑茨·普里斯尼茨有一次受伤时，从鹿在冷泉里清洗伤口获得启发，尝试用冷水治疗自己的伤口，并饮用了大量冷水，最后，普里斯尼茨的伤口非但没有感染，反而很快康复。就此，"冷水疗法"横扫医学界，多家水疗院在欧洲涌现，并发展出各具特色的水疗方法。

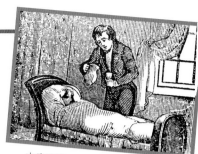

水疗院里，患者被湿冷的床单包裹，长达60分钟。

电一电就好啦！

随着电的发现和投入使用，医学界也开始引入这种"高科技"。在18世纪的法国，医生开始尝试用电击来治疗瘫痪的士兵，有些竟真的产生了效果。自此，电疗法热潮一发不可收。到了19世纪，一位名叫斯科特的医生发明了电梳子，宣称可以治疗秃头和头痛。后来，还有人开起了电浴疗养所，疗效难以知晓，但危险是毋庸置疑的！

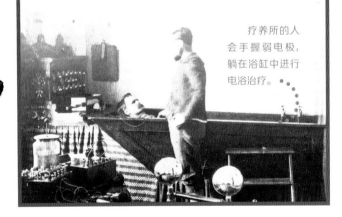

疗养所的人会手握弱电极，躺在浴缸中进行电浴治疗。

患重感冒？放血吧！

美国第一位总统乔治·华盛顿一生立下丰功伟绩，然而，你知道他是怎么去世的吗？有些人认为他死于重感冒，其实并没有这么简单！1799年，华盛顿因冒雪骑马，不幸患了重感冒。接下来，他的医生们在短短十几小时里，给他放了2000多毫升血，相当于他体内一半的血量。不久后，这位开国总统遽然离世。这并不是华盛顿的医生们要加害于他。要知道，放血疗法持续了2000多年，对于某些特定的病症，的确行之有效。

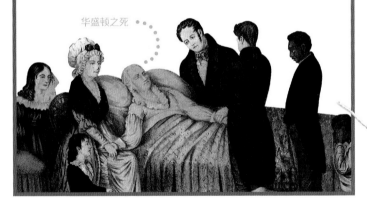

华盛顿之死

🔆 知识加油站

你有没有注意过，许多理发店的门口，常常有一根旋转的三色柱？这并不是什么潮流装饰，它的历史可以追溯到中世纪。由于当时的理发师身兼数职，既要负责人们的发型和面部妆容，也会用放血疗法给人治病。因此，理发师们干脆把沾着血的绷带缠在一根棍子上，放在店门口，暗示本店提供放血服务。据说，三色柱中的红条代表动脉，蓝条代表静脉，白条则代表止血的纱布，把这样的组合挂在门口，可谓是自己职业的好招牌！

地位提高了

法国外科医生巴雷（1510—1590）原是一名理发师，他曾多次随军参加战地医疗工作，深知解剖学知识的重要性。巴雷积极将新知识用于外科，并将外科医生和理发师区别开，使外科学摆脱了中世纪迷信盲从的状态。

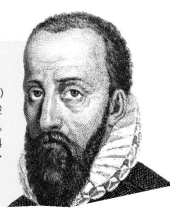

是地狱还是天堂？

如今，在我们生活的各个城市，大大小小的医院非常多，有综合性的，也有专科性的，人们生病以后可以四处求医问药。但要知道，医院也是经历了数千年的演变，才变成今天的样子。以前的患者，就没有我们这么幸运了。

"提灯女神"——第一个专业护士

早期的医院护理工作，或由男性护士完成，或由凶悍的妇女主导，医院的环境卫生也很糟糕。但这一切从 19 世纪英国参与的克里米亚战争开始，发生了质的转变。这都要感谢"提灯女神"——南丁格尔。1854 年，为了改善战地医院的境况，英国请南丁格尔带领她的护士团前去看护伤员。仅半年时间，战地医院的医疗环境大大改善。1860 年，南丁格尔在伦敦圣托马斯医院内创办了一所护理学校，专门培养、训练职业护士。慢慢地，南丁格尔的理念不断传播，影响了整个西方世界。

去教堂吧！

在科学之光照耀人类之前，疾病往往被视为某种超自然力量作祟，人们认为只有寻求同样超自然的力量，才能治愈疾病。许多古老文明中，人们都会去供奉医神的神庙寻求救治。基督教兴起之后，许多教

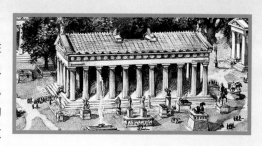

堂都设有收容患者的"医院"，而修道士就扮演着医者的角色。这种医院往往规模不大，治疗的方式多是引导患者忏悔赎罪。在古代中国，情形也十分相似。隋唐时期有一种类似"医院"形式的场所，它们多附属于寺庙，被称为悲田院，而医者也就是寺庙里的僧人。

💡 知识加油站

在克里米亚战地医院服务期间，南丁格尔每晚都手提风灯巡视，伤病员因此亲切地称她为"提灯女神"。战争结束后，南丁格尔回到英国，被英国人推崇为民族英雄。1860 年，南丁格尔用政府颁发的奖金创建了世界上第一所正规的护理学校，随后各医院相继成立护理学校。渐渐地，人们意识到，现代医院的发展和专业的护理工作是相辅相成的。为了纪念这位近代护理事业的创始人，人们将南丁格尔的生日（5 月 12 日）这一天定为"国际护士节"。

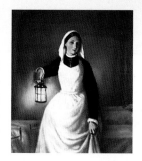

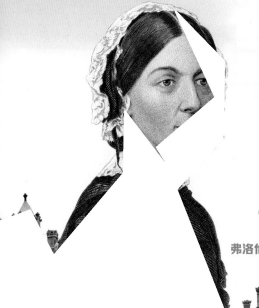

弗洛伦丝·南丁格尔

围墙内外

医院曾经并不神圣。中世纪以来的很长一段时间里，欧洲人建造医院，主要是为了保护围墙之外健康的人群。医院大多数时候是一个隔离疾病或关押有危险的人的地方。12—13世纪，麻风病在欧洲横行，1225年，麻风病院达19 000多家。14世纪，鼠疫大暴发，麻风病院又变成黑死病的隔离场所。到了18世纪，精神病院成为主流的隔离场所，专门用来控制、处理精神异常的人。到了19世纪，精神病院的数量还在增加，里面挤满了可怜的患者。

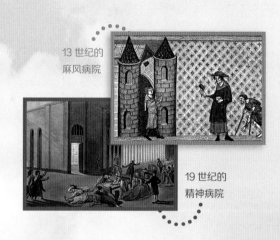

13世纪的麻风病院

19世纪的精神病院

美丽的医院

古代的医院也并非全是"魔窟"。早在欧洲中世纪，许多国家的大型城市就已开始兴建用于收治各类患者的医院，它们构成了现代综合医院的雏形。除此之外，这些医院建筑呈现了欧洲不同时期的灿烂文化，有些简直美得令人惊叹。

巴黎主宫医院

美丽的塞纳河边坐落着法国巴黎最早的医院——主宫医院，它与巴黎圣母院隔街相望。这座医院创立于公元651年，在1000多年里数次遭遇火灾。如今的主宫医院建成于1877年，依稀可见曾经的壮丽风采。

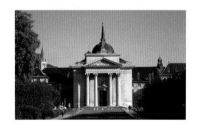

圣巴塞洛缪医院

成立于1123年的圣巴塞洛缪医院是英国伦敦最早的医院。难得的是，圣巴塞洛缪医院至今仍在使用中，并基本维持了原貌。医院由多个建筑群组成，内部装潢华丽，墙上绘有许多大型壁画，各种雕刻艺术也随处可见。

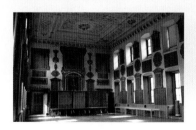

圣玛利亚阶梯医院

意大利有一座圣玛利亚阶梯医院，与其说是医院，不如说是一座大型艺术博物馆。这座建造于14世纪的医院内满是欧洲中世纪到文艺复兴期间的艺术佳作，几百年来，精美的壁画与雕塑抚慰了无数患者的心灵。

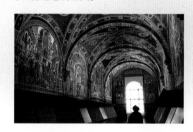

圣十字圣保罗医院

如果一定要评选世界最美的医院建筑，恐怕非圣十字圣保罗医院莫属，可以说，这座位于西班牙巴塞罗那的古老医院本身就是一件艺术品。圣十字圣保罗医院始建于1401年，由6个小型医院合并扩建而成。今天，它已成为巴塞罗那的博物馆及文化中心。

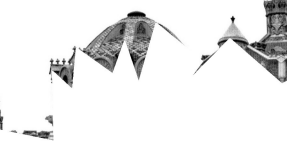

机器人医生到来

未来某一天，当你来到医院，等候你的也许不是穿着白大褂的医生，而是机器人。在人工智能的热潮下，医学变得更聪明和时髦了！机器人成了医生的得力助手，甚至能登上手术台。

2015 年，日本科学家研发出一款新的实验护理机器人，名叫 Robear。它可以将患者从床上抱到轮椅上，或是帮助患者站起来。

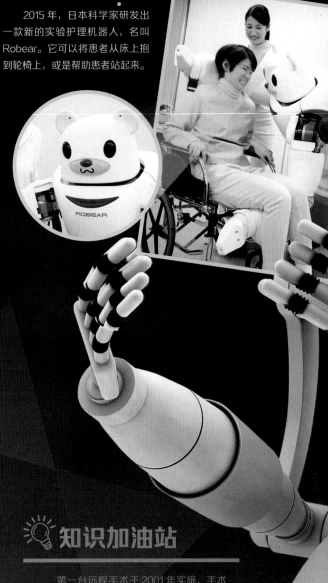

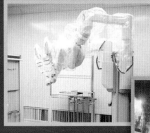

2015 年，中国吉林首个"机器人医生"上岗。

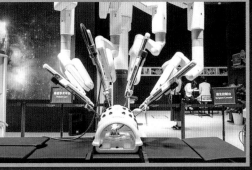

2023 世界机器人大会上展示的达·芬奇手术机器人（最早于 2020 年亮相世界）。

手术机器人

手术十分讲究精密与准确，做手术的医生虽然经过了严格的训练，但毕竟还是凭肉眼观察、双手操作，所以也有可能出错。于是，人们便将人工智能应用到手术中。现在，使用最广泛的手术机器人，是一套高精密的机械臂设备。医生坐在独立的控制台上，双眼注视来自不同摄像机的手术部位高清图像，双手控制操纵设备，他的任何动作都可以被机械臂敏锐地捕捉到。接着，机械臂的尖端深入病症处，完成精确而细微的操作。切割、止血、缝合……一切工作都被机械臂包揽。

知识加油站

第一台远程手术于 2001 年实施，手术横跨了大西洋。纽约的外科医生在监控设备的辅助下，操作一个手术控制台，这一控制台的所有动作会远程复制到 6000 多千米之外的机械操纵臂和设备上。他们为法国一位 68 岁的女性患者进行了腹腔胆囊切除术——通过一个极小的切口切除了胆囊。

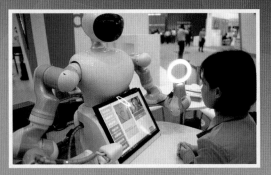

2018 年，第四届中国（广东）国际"互联网+"博览会展出了一款中医机器人。

中医机器人

今天，中医不仅会运用生物医学的诊断指标辅助判断，还在向 AI 诊断进发。2010 年，上海的医学家推出了舌面脉信息采集及体质辨识设备（简称"中医四诊仪"）。这台仪器首先会精准地采集面色和舌苔的图像，接着，医生把仪器的探头固定在患者的手腕上，脉象很快就呈现在医生的显示器上。到了问诊环节，患者只需要回答仪器提出的一些问题，不出 15 分钟，一份关于患者的体质分析结果和养生建议报告就生成了。

护理机器人

未来，护理机器人可能比护工还要全能！它们力大无穷，可以轻松地将腿脚不方便的患者从轮椅上抱起来，送到床上，或是扶着患者小心翼翼地站起来。它们忠心耿耿，能听懂患者的指令，只要接收到召唤，就能立刻辨识出患者的身份和所在位置，然后寸步不离地跟着患者。它们聪明能干，可以帮助医生传递药品和器械，还能将患者的健康状况及时反馈给医生。它们吃苦耐劳，能帮助难以自理的患者清理大小便，倒水喂饭、捶背按摩更是小菜一碟。

人们设想的纳米机器人和人体内的红细胞一般大，有机械手臂、驱动系统，还有各种感应器，可以辨认出淤积在血管中的有害物质。

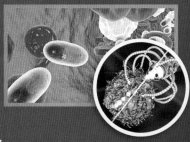

纳米机器人

在微观领域，纳米机器人备受青睐。身体的某个部位恶性肿瘤蔓延时，医生用注射器把纳米粒子注射到患者体内。这些微小粒子携带有针对肿瘤细胞的药物，轻而易举地附着在肿瘤细胞上，并自如地钻入细胞内部，释放出特殊的药物，进而摧毁肿瘤细胞。这是一种正在研发的医学新科技，它仅仅对可恶的肿瘤细胞起作用，不会攻击身体的健康细胞。这些携带药物的纳米粒子，将使未来的医疗过程变得更加轻松。

手腕上的医生

其实，许多医疗人工智能产品就在我们身边，如腕表式健康监测仪。它能随时随地检测我们的健康状况，以便我们及时了解自己的身体状态，提前应对可能出现的健康问题。有些监测仪甚至可以在监测到异常情况时，自动拨打急救电话，让患者第一时间获得救援。

奇趣AI动画

走进"中百小课堂"
开启线上学习
让知识动起来！

扫一扫，获取精彩内容

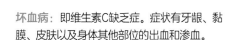

名词解释

阿司匹林：一种解热镇痛药，也称"乙酰水杨酸""醋柳酸"。用于治疗感冒、发热、头痛、牙痛、关节痛和风湿病。

癌症：泛指一切恶性肿瘤。包括癌（来源于上皮组织）和肉瘤（来源于肌肉、脂肪、骨等间叶组织）。

苯酚：俗称"石炭酸"。医学上用作消毒防腐药。低浓度时能止痒，可用于皮肤瘙痒和中耳炎等；高浓度时则产生腐蚀作用。

电疗：将电能作用于人体用以防治疾病的方法。

肺结核：由结核分枝杆菌引发的肺部感染性疾病。经由呼吸道传播。倦怠、潮热、消瘦、咳嗽、咯血等是其常见症状。

灌肠：通过肛门插管，注入适量液体和药物，达到清洁肠道、刺激排便或药物治疗的目的。

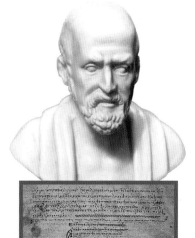

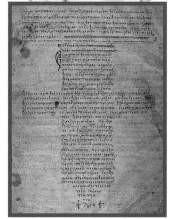

坏血病：即维生素C缺乏症。症状有牙龈、黏膜、皮肤以及身体其他部位的出血和渗血。

环钻术：古代一种治疗疾病的外科手术，使用简单的手术工具在头骨上钻、切或刮一个孔。

霍乱：由霍乱弧菌引起，通过被病菌污染的水或食物传播。传播迅速，曾几度造成世界性大流行。症状为剧烈吐泻，典型者的呕出物和粪便呈米泔水样，体内水和电解质大量损失而致虚脱。

脚气病：因缺乏维生素B_1（硫胺素）而引起的，以消化系统、神经系统和心血管系统症状为主的全身性疾病。

疖子：由葡萄球菌或链球菌侵入毛囊引起的急性化脓性感染。常发者应检查有无全身因素（如糖尿病等）。

解剖：为了研究人体或动植物形态与结构等，用特制的刀、剪等器械把人体或动植物剖开。

经脉：气血运行的主要通道。是经络系统中直行的主要干线。分为十二经脉和奇经八脉。

精神疾病：又称"精神障碍""心理异常"等。由生物、心理和社会多因素相互作用引起的，以精神症状为主要临床表现的一组疾病的总称。

克隆：生物体通过体细胞进行无性繁殖，复制出遗传性状完全相同的生命物质或生命体。

木乃伊：古埃及人把死者制成脱水的干尸以保存尸体，该干尸被称为"木乃伊"。

染色体：存在于细胞核中能被碱性染料染色的丝状或棒状体，由核酸和蛋白质组成，是遗传的主要物质基础。各种生物的染色体有一定的大小、形态和数目。

禽霍乱：禽类的接触性传染病。多见于鸭、鸡和鹅。病禽的粪便和尸体为主要散播源。

青蒿素：抗疟药。对红细胞内部的疟原虫有强大、迅速的杀灭作用。

鼠疫：鼠疫杆菌引起的一种烈性自然疫源性传染病。又称黑死病。一般先流行于鼠类及其他野生啮齿动物之间，借助鼠蚤叮咬传给人，造成人间鼠疫。鼠类和其他野生啮齿动物是主要传染源，肺鼠疫患者痰中含大量病菌，亦为重要传染源。

四诊：中医里望诊、闻诊、问诊、切诊4种诊察疾病方法的合称。四诊可以综合运用，以助全面了解病情，做出确切诊断。

炭疽病：由炭疽杆菌引起的人畜共患的急性传染病，分为皮肤炭疽、肺炭疽、肠炭疽、脑膜炎炭疽和败血症炭疽5种类型。

天花：由天花病毒引起的烈性传染病，中医学称"痘疮"。通过接触或飞沫传播。临床主要表现为严重的全身中毒症状和继之皮肤循序成批出现的斑疹、丘疹、疱疹、脓疱、结痂、脱痂，最后常遗留终身瘢痕。

巫医：古代用巫术为人治病的人。巫术就是幻想依靠超自然力对客体加强影响或控制的活动。

无特定病原体鸡蛋：不患指定的病原体微生物或寄生虫疾病的健康鸡蛋。

性状：生物体的形态解剖特征或生化、生理特性。是遗传和环境相互作用的结果。常指杂交试验中的相对性状，如豌豆花的红色与白色，蚕卵的圆形与纺锤形。

遗传：一般指亲代的性状在下代出现的现象。在遗传学上，指遗传物质携带的遗传信息从上代传递给下代。

姜 姗

北京协和医学院教师，助理研究员，中国中医科学院针灸研究所博士，北京大学医学人文学院博士后。主要研究领域为针灸理论、中日医学交流史，并致力于医学领域的科普工作。

张大庆

北京医科大学医学史专业医学博士，北京大学医学史研究中心主任，北京大学医学人文研究院教授。学术专著有《中国近代疾病社会史》《医学史十五讲》《医学人文学导论》等。

图书在版编目（CIP）数据

医学史话 / 姜姗, 张大庆著. — 上海：少年儿童出版社, 2024.3
（中国少儿百科知识全书）
ISBN 978-7-5589-1877-3

Ⅰ.①医… Ⅱ.①姜… ②张… Ⅲ.①医学史—中国—少儿读物 Ⅳ.①R-092

中国国家版本馆CIP数据核字（2024）第033250号

中国少儿百科知识全书
医学史话
姜 姗 张大庆 著
刘芳苇 黄尹佳 装帧设计

责任编辑 沈 岩 策划编辑 左 馨
责任校对 陶立新 美术编辑 陈艳萍 技术编辑 许 辉

出版发行 上海少年儿童出版社有限公司
地址 上海市闵行区号景路159弄B座5-6层 邮编 201101
印刷 深圳市星嘉艺纸艺有限公司
开本 889×1194 1/16 印张 3.75 字数 50千字
2024年3月第1版 2024年3月第1次印刷
ISBN 978-7-5589-1877-3/N·1277
定价 35.00 元